Phönix aus der Asche

Resilienz – wie erfolgreiche Menschen Krisen für sich nutzen

Wolfgang Bilinski

Haufe Mediengruppe
Freiburg · Berlin · München

Bibliografische Information der Deutschen Nationalbibliothek

Die Deutsche Nationalbibliothek verzeichnet diese Publikation in der Deutschen Nationalbibliografie; detaillierte bibliografische Daten sind im Internet über http://dnb.d-nb.de abrufbar.

ISBN: 978-3-648-00298-8 Bestell-Nr. 00284-0001

1. Auflage 2010

Redaktionsanschrift: Fraunhoferstraße 5, 82152 Planegg/München
Telefon: (089) 895 17-0
Telefax: (089) 895 17-290
www.haufe.de
online@haufe.de
Produktmanagement: Dr. Leyla Sedghi

Redaktion und Desktop-Publishing: Helmut Haunreiter, 84533 Marktl
Umschlag: Grafikhaus, 80469 München
Druck: Schätzl Druck, 86609 Donauwörth

Zur Herstellung dieses Buches wurde alterungsbeständiges Papier verwendet.

Für Nana

Danksagung

Ich bedanke mich bei allen Kollegen, die an der qualitativen Studie mitgearbeitet haben sowie der „Siemens Academy of Life“, die mich auf ihre Best-Practice-Beispiele brachte. Ebenfalls bedanke ich mich bei allen Freunden, die ihre Erfahrungen mit mir teilten und meinen Seminarteilnehmern, durch die ich jedes Mal viel lernen darf. Ich danke aber vor allem meinen Eltern, die mir vieles vorlebten und deren reflektierte Erziehung bis heute positiv wirkt.

Wolfgang Bilinski

Inhalt

Verzeichnis der Übungen und Arbeitsblätter

Vorwort

Es war einmal ein junger motivierter Personalentwickler eines Dienstleistungskonzerns. Dieser begabte Mitarbeiter nahm seine Aufgabe sehr ernst und wollte junge Verkaufsmitarbeiter seiner Firma exzellent ausbilden lassen, damit sie langfristig qualitätsvoll und erfolgreich mit ihren Kunden umgehen. Um diesen Mitarbeitern eine optimale Weiterbildung anbieten zu können, kam ihm eine Idee, die sich später mehr und mehr unter der Bezeichnung „Best Practice" durchsetzte.
Er lud die besten Verkäufer seines Bezirks ein, um herauszufinden, in welchen Bereichen sich diese Topverkäufer besonders gut auskannten, welches Produktwissen sie besonders auszeichnete und worauf sie ihren Erfolg aufbauten. Es war eine gute Idee und eine tolle Initiative, die eigenen Topmitarbeiter zu befragen und nicht nur auf Literatur, Seminare oder Berater zu vertrauen.
Das Ergebnis war beeindruckend. Die Topverkäufer dieses Unternehmens hatten zu einem signifikant hohen Prozentsatz kein herausragendes Produktwissen! Sie kannten die Grundlagen, aber sie kannten sich bei ihren Produkten nicht auffällig besser aus als weniger erfolgreiche Verkäufer.
Unser junger und motivierter Personalentwickler war erstaunt und seine Neugierde war geweckt. Er forschte weiter, führte weitere Interviews und kam zu einer wesentlichen Erkenntnis, die das folgende Schulungsprogramm und auch seine weitere Laufbahn entscheidend beeinflussen sollte: Die untersuchten Topkundenbetreuer hatten etwas anderes, wahrscheinlich viel Wichtigeres, gemeinsam – die Fähigkeit, an Rückschlägen zu wachsen und etwas aufzubauen, das die neuere Forschung „Resilienz" nennt: die Widerstandsfähigkeit gegen widrige Umstände und Krisen.
Bei vielen Kundenkontakten waren auch die Profis nicht beim ersten Versuch erfolgreich. Sie ließen sich dadurch allerdings nicht irritieren oder depressiv stimmen, sondern legten sich eine Strategie bereit, die ihnen half, aus diesen Erfahrungen zu lernen. Außerdem hatten sie ein hohes Selbstwertgefühl, das sich in dem hohen Respekt gegenüber sich selbst und anderen zeigte. Sie beherrschten die Kunst, den richtigen Draht zu anderen bzw. zum Kunden zu finden.
Der Schulungsverantwortliche verglich die Ergebnisse seiner Kleinstudie mit verwandten Veröffentlichungen. Bestätigt durch ähnliche Tendenzen zog er daraus die Konsequenz, das neue Ausbildungsprogramm stärker in Richtung Selbst- und Sozialkompetenz, Soft-Facts

sowie Selbstwertgefühl zu orientieren. Er machte mit diesen Neuerungen sein Verkaufsgebiet zu einem der drei erfolgreichsten des Konzerns und seinem Aufstieg war der Weg geebnet.
Diese spezifische Untersuchung des jungen Personalentwicklers ist längst keine Besonderheit mehr, man findet zahlreiche Studien und Publikationen, die mit „Best Practice“ oder „Modelling“ arbeiten.
Ich lernte diesen Mann früh kennen, durfte ihn ein Stück auf seinem Erfolgsweg begleiten und bei der Durchführung der Trainings mitwirken. Seit dieser Begegnung beschäftigt mich die spezielle Fähigkeit von Menschen, aus Niederlagen Wachstum zu generieren.
Dabei stieß ich selbstverständlich auf die faszinierenden Kauai Langzeitstudien von Emmy E. Werner und ihren Kollegen. Sie untersuchten siebenhundert Menschen, von der Kindheit bis zum Zeitpunkt, an dem sie das vierzigste Lebensjahr erreicht hatten. Ein Drittel von ihnen wuchs unter äußerst widrigen Umständen auf. Eine Analyse ihrer Lebensgeschichten brachte Überraschendes zutage: Die Annahme, dass ein Kind aus einer Hochrisikofamilie mit hoher Wahrscheinlichkeit zum Versager wird, konnte nicht bestätigt werden. Entgegen aller Erwartungen konnte eine beträchtliche Gruppe dieser Personen Resilienz aufbauen und sich im Leben gut etablieren.
2007 startete ich mit Consulting-Partnern eine darauf aufbauende qualitative „Best Practice“-Untersuchung bei erfolgreichen Menschen. Im Fokus stand die Frage, was man von Menschen lernen kann, die besonders gut mit Krisen und Rückschlägen umgehen können und diese in Erfolge verwandeln. Wir interviewten dafür erfolgreiche Persönlichkeiten aus Wirtschaft, Sport und Kunst und untersuchten Biografien Prominenter, die Sie auszugsweise in diesem Buch finden.
Aus der beschriebenen jahrelangen intensiven Auseinandersetzung mit dem Thema Resilienz ist das vorliegende Buch entstanden. Es richtet sich an alle Menschen, die an Rückschlägen wachsen möchten, unangenehme Veränderungen positiv gestalten und Resilienz fördern wollen – unabhängig davon, ob im Berufs- oder Privatleben, in Sport, Wirtschaft, Politik oder Kunst. Das Buch eignet sich hervorragend zum Selbstcoaching, bietet aber gleichermaßen Trainern, Coaches, Führungskräften, Beratern und Menschen in sozialen/pädagogischen Berufen eine wertvolle Unterstützung in ihrer täglichen Arbeit.

Wolfgang Bilinski

Einleitung

Der Phönix aus der Asche ist zum Symbol für etwas geworden, das bereits verloren zu sein scheint und dann in neuem Glanz aufersteht. Geschichtlich erscheint das Gleichnis bereits im alten Ägypten, von wo aus es in die griechische Mythologie einfloss. Ein sagenumwobener Vogel, der verbrennt, um aus seiner Asche wieder neu zu erstehen. Wenn wir uns mit der Kunst beschäftigen, durch Krisen zu wachsen, so passt dieses antike Bild hervorragend in die heutige Zeit. Erfolg und Krisen gehen eine Partnerschaft ein, bei der das eine nicht ohne das andere existieren kann. Kein neu erschaffener Phönix ohne Asche, keine Rückschläge ohne Höhenflüge, kein Neubeginn ohne Krisen.

Ohne Tiefen gibt es keine Höhen.

Dieses Buch wird Ihnen zeigen, wie Sie mit Tiefphasen Ihres Lebens leichter umgehen können. Die enthaltenen Praxisübungen und Arbeitsblätter machen Ihnen bewusst, mit welchen Einstellungen Sie Krisensituationen gegenübertreten und helfen Ihnen dabei, an eigenen Glaubenssystemen zu arbeiten, um wieder neue Höhen ansteuern zu können. Schließlich zeigt das Buch, wie Sie Ihr Immunsystem für Krisen stärken und Resilienz aufbauen können – und somit ein glückliches Leben führen können.
Viele Erkenntnisse, die dem Buch zugrunde liegen, stammen aus Sport und Wirtschaft, da es große Parallelen zwischen der Entwicklung menschlichen Verhaltens und diesen Bereichen gibt:

1. Bereits während des Heranwachsens eines Menschen dreht sich vieles um Siegen oder Verlieren. Betrachten Sie z. B. die verschiedenen Spiele, mit denen ein Mensch heranwächst: Es geht zu 90 Prozent ums Gewinnen. Kooperationsspiele sind selten und wenn, dann setzen sich jene durch, mit denen man gemeinsam gegen einen imaginären Feind gewinnen kann. Bereits früh lernt man den Unterschied zwischen „Looser" und „Winner" kennen, womit die Erziehung bereits erste Weichen für den Umgang mit Niederlagen stellt.

2. In allen Sportarten geht es darum, zu gewinnen. Sportler müssen in der Lage sein, aus ihren Rückschlägen zu lernen. Dafür bietet jeder Wettbewerb, den sie nicht gewinnen, eine Chance, und da es nur wenige Sieger gibt, hat die Mehrheit der Sportler viele Gelegenheiten, aus Rückschlägen zu lernen. Es gibt einige Situationen, aus

denen sie wie ein Phönix aus der Asche auferstehen müssen, wenn sie z. B. eine gravierende Verletzung in eine längere Krise stürzt und die Frage im Raum steht, ob sie die Kariere fortsetzen können.

3. In der Wirtschaft ist der Umgang mit Verlusten ein wichtiges Thema. Es geht um unternehmerischen Gewinn und Firmen liefern sich ein Rennen um den ersten Platz, ganz wie im Sport.

Es gibt aber auch Unterschiede: Bei einem dritten Platz im Sport kann man sich damit trösten, zumindest auf dem Siegerpodest zu stehen. Man könnte sich also noch als kleiner Sieger sehen.
Das ist in der Wirtschaft anders. Wenn nur der Erste einen Auftrag bekommt, kann sich der zweitbeste Anbieter schwer damit trösten, unter den ersten dreien zu sein. Ähnlich verhält es sich mit jemandem, der bei seiner Jobsuche zu hören bekommt, dass er unter den besten drei Bewerbern war und die Entscheidung letztlich auf jemand anderen fiel.
So betrachtet ist im Wirtschafts- und Arbeitsleben die Konkurrenz noch härter als im Sport und deshalb spielt im Wirtschaftsleben der erfolgreiche Umgang mit Niederlagen eine sehr große Rolle.
Trotz dieser Tatsache wird das Thema „Niederlagen“ in Unternehmen oft tabuisiert, lediglich in Krisenzeiten ist es in aller Munde. Dabei wäre es in Unternehmen wichtig, durch richtiges „Niederlagen-Management“ immer sicherzustellen, dass die enormen Lernchancen, die jeder Rückschlag in sich birgt, genutzt werden.
Spiegelbildlich zu dieser Tabuisierung findet man in der Managementliteratur reichlich wenig über den Zusammenhang von Niederlagen, Erfolg und Wachstum. Dieses Manko soll mit diesem Buch beendet werden: Sowohl im Sport als auch im Wirtschaftsleben ist es realistisch, nicht immer ganz oben zu stehen. Niederlagen gehören ganz einfach zum Leben, und es zeigt sich, dass das richtige Lernen aus Rückschlägen der entscheidende Erfolgsfaktor ist. Der Umgang mit Sieg und Niederlage, spielt – weit über Sport und Wirtschaft hinausgehend – in jedem Lebensbereich eine große Rolle.

> „Rückschläge sind ein natürlicher Bestandteil eines Lebens, es kommt bloß darauf an, wie man darauf reagiert."
>
> (Lee Iacocca)

Wer das hier angebotene Wissen in seinen Alltag einfließen lässt, wird sich sein Leben erleichtern und mehr Zufriedenheit erleben. Das Buch wird Ihnen dabei helfen, sich Ihrer eigenen Einstellungen

und Muster bewusst zu werden – ein wichtige Voraussetzung, um Ihr Leben zu meistern.
Zu wichtigen Denkschritten bietet das Buch Arbeitsblätter an, die Ihnen überraschende Erkenntnisse vermitteln werden. Unterstützende Übungen können Sie als (Selbst-)Coachinganleitungen verwenden, sie eignen sich aber auch dazu, zusammen mit einer anderen Person ausgeführt zu werden. Dabei bietet sich die Chance, eingefahrene Situationen und bestehende Denkschienen neu wahrzunehmen und etwas zum Positiven zu verändern.
Die Bausteine in diesem Buch sind als Hilfe zur Selbsthilfe zu verstehen. Sie eignen sich gleichzeitig aber auch sehr gut, um Führungskräfte, Trainer, Berater, Lehrer, Angehörige von Sozialberufen ... in ihrer täglichen Arbeit zu unterstützen. Das Buch basiert auf aktuellen wissenschaftlichen Erkenntnissen, es wird aber bewusst auf eine theoretische Sprache verzichtet, um den Praxisbezug in den Vordergrund zu stellen.
Sie können die hier gesammelten Erkenntnisse aus Wirtschaft und Spitzensport direkt in den Berufsalltag einfließen lassen, aber auch für jeden anderen Lebensbereich anwenden. Es ist beeindruckend, wie viele neue Erkenntnisse man durch Sprünge in ein anderes Gebiet gewinnt.
Wie im Sport können Sie sich an Ihrem Arbeitsplatz oder privat fragen: War die Vorbereitung ausreichend? Hätte irgendetwas noch ausführlich trainiert werden sollen? Welches Potenzial muss noch aufgebaut werden?
Wie in der Wirtschaft können Sie sich fragen: Stimmt die Qualität? Passt der Output? Kann die Effizienz noch verbessert werden? Sind Werbung und Marketing angemessen – verkaufe ich mich gut? Auch wenn Ihnen manche Beispiele fern erscheinen, können Sie etliches daraus ableiten – lassen Sie sich darauf ein.
Lesen Sie dieses Buch ganz einfach durch jene Brille, die alle nützlichen Gedanken und Übungen in Ihr Leben transferiert. So werden Sie am meisten profitieren. Überlegen Sie sich, was Sie aus diesem Buch mitnehmen wollen. Formulieren Sie dafür Ihre Ziele und konzentrieren Sie sich beim Durcharbeiten dieses Buches auf diese Ziele. Filtern Sie jenes Wissen und jene Fähigkeiten aus den folgenden Kapiteln, die für Ihre Situation maßgeschneidert sind. So werden Sie den größten Nutzen aus der hier angebotenen Vielfalt ziehen.

Notieren Sie auf folgendem Arbeitsblatt, was Sie durch die Lektüre dieses Buchs für sich erreichen möchten.

Praxis-Arbeitsblatt: Was ich durch das Buch erreichen möchte

Mein Ziel

Die Ideen und Arbeitsblätter in diesem Buch sollen mich unterstützen bei:

____

____

Ich möchte konkret erreichen:

____

____

Ich weiß, dass ich mein Ziel erreicht habe, wenn:

____

____

Um die Zielerreichung zu erleichtern, werde ich in diesem Buch besonders auf Folgendes achten:

____

____

Aus den hier angebotenen Informationen will ich insbesondere lernen:

____

____

Resilienz – das Geheimnis von Erfolgsgeschichten

Resilienz: Erfolgreich durch Krisen. Was fällt Ihnen spontan ein, wenn Sie die Worte „Erfolgreich durch Krisen“ hören? Bedeuten diese Worte für Sie, dass man erfolgreich durch eine Krise steuern kann, oder bedeuten sie, dass Erfolge gerade eben durch Krisen möglich werden – oder beides? Gerade in dieser Doppeldeutigkeit zeigt sich das Potenzial, das in Krisen steckt: die Chance, aus ihnen für zukünftige Erfolge zu lernen. Zudem kann die Art, wie Sie die Worte interpretiert haben, für Sie sehr aufschlussreich sein. Was nehmen Sie zuerst wahr? Schränkt Sie diese Wahrnehmung ein? Hilft sie Ihnen?
Jeder konstruiert seine Welt durch seine Wahrnehmung. Was wir als „wahr“ betrachten, beeinflusst unsere Art zu Denken, Fühlen und Handeln. So kann es sein, dass zwei Menschen, die genau dasselbe erleben, das Erlebte komplett unterschiedlich wahrnehmen. Folglich werden beide auch anders mit der Situation umgehen. Der eine wächst an ihr, der andere wird sich daran die Zähne ausbeißen.
Man kann von Menschen, die Meister im gekonnten Umgang mit Rückschlägen sind, eine Menge lernen. Lassen Sie sich im folgenden Kapitel von deren Geschichte inspirieren.

Erfolgreiche Personen zeigen, wie es geht

In der Menschheitsgeschichte gibt es zahlreiche Beispiele dafür, wie herausragende Persönlichkeiten es verstanden hatten, Rückschläge in Erfolge zu verwandeln. Niederlagen waren sogar häufig die notwendige Voraussetzung, um große Siege zu erringen.

> „Ein tiefer Fall führt oft zu höherem Glück."
> (William Shakespeare)

Best Practice, Biografien von Prominenten

Man findet in allen Bereichen des Lebens sehr gute Beispiele für den erfolgreichen Umgang mit Krisen: Wissenschaft, Kunst, Wirtschaft, und Sport, wobei jene im Sport wahrscheinlich am besten dokumentiert sind, weil erfolgreiche Sportler wissen müssen, wie man mit Niederlagen umgeht. Die folgenden Kurzbiografien stellen Ihnen Persönlichkeiten vor, die sich alle durch eine Gemeinsamkeit auszeichnen: Sie nutzten Rückschläge für eine neue Entwicklung und am Ende der Krise stand der Erfolg.

Sir Alexander Flemming

Der Brite Alexander Flemming (1881-1955) bekam 1945 den Nobelpreis für die Entdeckung des Penizillins, wurde dafür geadelt und vielfach geehrt, war Ehrendoktor an zwölf europäischen und amerikanischen Universitäten und Ehrenrektor der Universität Edinburgh. Er hatte diesen großen Erfolg einem Rückschlag zu verdanken. Bei Forschungen zerstörte der Schimmelpilz Penicillium Chrysogenum wiederholt Bakterienkulturen des Bakteriologen Flemming. Verärgert wollte er diese misslungenen Proben wegwerfen, da er seine geplanten Untersuchungen damit nicht durchführen konnte.
Da erkannte er, dass eine Umkehr der Betrachtung mehr bringt, als ein Vernichten der Proben und ein Beharren auf seinem Weg. Flemming machte daraufhin verschiedene Versuche und fand heraus, dass der Schimmelpilz einen Wirkstoff produziert, der für eine Reihe von Bakterienarten tödlich wirkt. Alexander Flemming war flexibel genug, sich für das zu interessieren, was seine eigentlichen Forschungen störte und änderte daraufhin seine Ziele grundlegend, was aus dieser Niederlage einen der wichtigsten Erfolge der Medizin des letzten Jahrhunderts machte.

Lance Armstrong

Der amerikanische Radrennfahrer Lance Armstrong (geboren 1971) geht als „Tour de France“-Legende, die den Krebs besiegte, in die Geschichte ein. Zwischen 1999 und 2005 gewann er als erster Fahrer der „Tour de France“-Geschichte die Rundfahrt siebenmal in Folge.
1996, kurz nach der Vertragsunterzeichnung bei seiner ersten wichtigen Mannschaft, wurde bei Armstrong Hodenkrebs im fortgeschrittenen Stadium festgestellt, er hatte bereits Metastasen in der Lunge und zwei Tumore im Gehirn. Um ihm Mut zu machen, sagten ihm die Ärzte, dass er eine Überlebenschance von fünfzig Prozent hat, tatsächlich lag sie niedriger. Zwei Operationen und eine Chemotherapie schlossen sich an, die Krebserkrankung konnte schließlich erfolgreich behandelt werden.

Als er noch rekonvaleszent war, kündigte sein Team den Vertrag. Es klingt paradox, doch rückblickend sagt Armstrong, der Krebs sei das Beste, was ihm im Leben passiert sei. Er hätte ohne diese schreckliche Krankheit niemals die Tour de France gewonnen. So unglaublich das klingt, beschreibt Armstrong, dass Ausdauer, Kraft und das Überschreiten von Grenzen bei seinem Kampf gegen den Krebs die mentale Grundlage für seine Erfolge im Radsport sind.

Joanne K. Rowling

Die englische Erfinderin von Harry Potter, Joanne K. Rowling (geboren 1965), machte ebenfalls Krisen durch, bevor sie Bestsellerautorin wurde. Sie hatte die Idee zur Figur des kleinen Magiers 1990 während einer Zugfahrt. Im gleichen Jahr starb Rowlings Mutter im Alter von 45 Jahren an Multipler Sklerose. 1991 ging Rowling nach Portugal, wo sie an einer Schule halbtags lehrte und an dem ersten Harry-Potter-Band arbeitete. 1992 heiratete sie einen portugiesischen Fernsehjournalisten. Die Ehe war ein kurzes Glück und zwei Jahre später trennten sich die beiden wieder. Aus der Ehe ging eine Tochter hervor, mit der Rowling zurück nach Großbritannien ging. Dort lebte sie als alleinerziehende Mutter von der Sozialhilfe.

Während all dieser Turbulenzen arbeitete sie beharrlich weiter an ihrem ersten Buch, welches sie schließlich 1995 fertigstellte. Als unbekannte arbeitslose Autorin ist es schwer, einen Verlag zu finden, und Rowling musste mehrere Absagen hinnehmen, bevor Bloomsbury Publishing das Buch 1996 annahm, obwohl er es zuvor schon abgewiesen hatte. Der Verlag riet Rowling gleichzeitig, sich nach einer Arbeit umzusehen, da man von Kinderbüchern allein nicht leben könne. 1997 wurde „Harry Potter und der Stein der Weisen“ mit einer Startauflage von 500 Exemplaren veröffentlicht.

Rowlings Ausdauer sollte sich bald bezahlt machen. Nur wenige Tage nach der Veröffentlichung des ersten Bandes kaufte der amerikanische Verlag Scholastic überraschend die US-Rechte um 100.000 Dollar, wovon Rowling achtzig Prozent erhielt. Noch nie wurde einer unbekannten Kinderbuchautorin soviel bezahlt. Was für ein Erfolg nach all den Rückschlägen! Weitere Rechte wurden erkauft und die Welt wurde auf Harry Potter und seine Schöpferin aufmerksam. Rowling schrieb mehrere Folgebände und bis heute wurden die Potter-Romane weltweit über 300 Millionen Mal verkauft und in mehr als sechzig Sprachen übersetzt.

Walt Disney

Der Amerikaner Walt Disney (1901-1966) war der bedeutendste Wegbereiter des Zeichentrickfilms und der Erschaffer bekannter Comic-Figuren wie Mickey Maus, Donald Duck, Bambi und Mogli. Der kreative Kopf war auch ein Geschäftsmann mit Visionen, wie z. B. der Disney World. Er etablierte Zeichentrickfiguren in einer Zeit, in der damit noch kein Geld verdient wurde, und seine Geldgeber hatten wenig Vertrauen in die neuen Geschäftsideen – er soll mehr als dreihundert Banken kontaktiert haben, bevor er den benötigten Kredit für sein erstes Disneyland erhielt.
Die ersten Jahre von Disneys Karriere waren ein Kampf für seine Ideen und um die pure Existenz. In dieser Zeit musste er einige finanzielle Rückschläge und Konkurse überwinden. Er gab in diesen wichtigen frühen Jahren nie auf, arbeitete in Garagen und schaffte es ab 1921 mit „Alice in Cartoonland", seine Ideen zu verwirklichen und Erfolg aufzubauen. 1937 startete Disneys erfolgreichste Zeit: Die Zeichentrickverfilmung „Schneewittchen und die sieben Zwerge" erhielt von der Filmakademie einen Oscar. Er musste 750 Zeichner und Helfer koordinieren, die an der Erschaffung dieses Klassikers beteiligt waren. Nach Krisenzeiten hatte Disney es nun geschafft und war vom Künstler zum Manager avanciert.

Thomas Alva Edison

Thomas Alva Edison (1847-1931) war einer der erfolgreichsten und produktivsten Erfinder der Weltgeschichte. 1093 seiner über 2000 Erfindungen meldete er zum Patent an. Zu seinen Erfindungen gehören: der Phonograph, das Kohlekörnermikrofon, die Dampfmaschine mit elektrischem Generator, der Filmprojektor, das Betongießverfahren, der Nickel-Eisen-Akkumulator und vieles mehr.
Kritiker warfen ihm vor, Ideen von anderen gestohlen zu haben. So wurde beispielsweise die Glühbirne bereits 1854 von Heinrich Göbel gebaut. Edison war es, der es beherrschte, nicht zu Ende gebrachte Ideen aufzugreifen und sie weiterzuentwickeln. Er meinte dazu: „Ich bin ein Schwamm, denn ich sauge Ideen auf und mache sie nutzbar. Die meisten meiner Ideen gehörten ursprünglich anderen Leuten, die sich halt nicht mehr die Mühe gemacht haben, sie weiterzuentwickeln."
Als er sich 1877 dem Problem der Glühlampe zuwendete, ging er sehr strategisch vor, denn ihm war klar, dass man eine Glühbirne nur vermarkten kann, wenn gleichzeitig Stromnetz und Lampenfassungen etabliert werden. Er konstruierte seine Glühlampe mithilfe eines Koh-

lefadens in einem Vakuum, ließ sie patentieren und gilt bis heute als Erfinder derselben.
Edison war ein Selfmade-Erfinder, der es mit minimaler Ausbildung verstand, nützliche Innovationen auf den Markt zu bringen. Mit seinen ersten Erfolgen baute er ein Labor mit zwölf Spezialisten auf, konzentrierte sich als Leiter stärker auf strategische Aufgaben und delegierte die Forschung effizient an seine Mannschaft.
Zahlreiche Legenden und Geschichten ranken sich um das Genie Edison, so auch Folgende, die bezeichnend für seine Einstellung zu Niederlagen ist: Bevor es Edison gelang, eine Glühlampe so zu konstruieren, dass ein Vakuum das Durchglühen des Drahtes verhindert, kam ein junger Wissenschaftler in das Labor und sah fünfzig durchgeglühte Drähte. Er fragte Edison: „Ist es nicht deprimierend, so viele Rückschläge zu haben?" Edison blickte ihn verwundert an und sagte: „Was heißt Rückschläge – ich habe fünfzig Materialien entdeckt, die bei Anlegen einer Spannung glühen."

Frida Kahlo

Frida Kahlo (1907-1954), deren Biografie in dem Film „Frida" verfilmt wurde, ist die wohl bekannteste mexikanische Malerin. Ihr Leben war schicksalhaft und Niederlagen begleiteten ihre Erfolge. Im Alter von achtzehn Jahren bohrte sich bei einem tragischen Busunglück eine Metallstange durch ihr Becken. Frida wurde sehr schwer verletzt und musste ihren Alltag liegend und in einem Korsett zubringen.
Um sich zu beschäftigen, begann sie im Bett zu malen und kämpfte mittels des künstlerischen Ausdrucks gegen ihr Leiden. Entgegen der medizinischen Prognosen lernte Kahlo wieder zu gehen, hatte jedoch immer wieder Rückfälle und litt unter den schweren Schädigungen, die der Unfall verursacht hatte.
1929 heiratete Frida den großen mexikanischen Künstler Diego Rivera, weltberühmt durch seine riesigen revolutionären Wandbilder. Einfach war die Ehe der beiden Künstler nicht und die häufigen Seitensprünge ihres Mannes verarbeitete sie ebenfalls in ihren gefühlsbetonten Bildern. Dennoch blieb Rivera immer ein wichtiger Bestandteil von Kahlos Leben. Frida notierte, sie hätte ohne Riveras Liebe ihr Sein nicht ertragen. Nach ihrem Tod bekannte Rivera, sie sei das Wichtigste in seinem Leben gewesen.
Künstlerisch wurde sie zu einer der erfolgreichsten Malerinnen. Sie gilt als eine der ersten Frau, die mit schonungsloser Ehrlichkeit Themen behandelte, die Frauen betreffen. Ihre Arbeiten gehen auch auf die so-

zialen Probleme ihrer Zeit ein, beziehen darüber hinaus die von den Azteken und Maya geschaffene frühe Kunst Mexikos ein und reflektieren europäische Kunstgeschichte. In ihrer Heimat wurden ihre Werke 1953 erstmals alleine in einer Ausstellung gezeigt, eine Anerkennung, die sie sich immer gewünscht hatte. Zu dieser Zeit wieder ans Bett gefesselt, ließ sie sich im Bett zur Vernissage bringen und genoss diesen Erfolg.

Milton Hyland Erickson

Der US-Amerikaner Milton Hyland Erickson (1901-1980) erschloss als Psychiater und Psychotherapeut die Hypnose für die Therapie. Erickson entwickelte einen neuen Ansatz der Hypnose, ging individuell auf den einzelnen Klienten ein und fand immer den passenden Zugang. Er war damit extrem erfolgreich und konnte vielen Menschen helfen, bei denen mit anderen Therapien nichts erreicht wurde. Erickson etablierte die Hypnose als anerkannte Methode und differenzierte sie sowohl von magisch-mystischen als auch von beeinflussenden Ansätzen. Er erreichte eine Erweiterung starrer Denk- und Verhaltensmuster, indem er es dem Unbewussten erlaubte, freier zu funktionieren und dem Bewusstsein ermöglichte, Selbstheilungskräfte und kreative Ressourcen zu integrieren.

Auch sein Erfolg wurzelt in einer persönlichen Krise. Nach Abschluss der Highschool erkrankte Erickson 1919 an Kinderlähmung. Die Bewusstlosigkeit, in die ihn diese Krankheit brachte, nannte er später den Beginn seines Interesses an Trance-Zuständen. Die Ärzte hatten wenig Hoffnung, Erickson selbst glaubte weiter an seine Gesundheit und besiegte die Krankheit.

Nach der unerwarteten Genesung studierte Erickson Medizin und forschte unter anderem als leitender Psychiater des *Worchester State Hospital* in Massachusetts weiter an der Hypnose und ihrem Einsatz. In Arizona leitete er eine erfolgreiche Praxis der Hypnotherapie. 1953 wurde erneut eine Erkrankung an Kinderlähmung in Verbindung mit Muskeldystrophie diagnostiziert. Erickson gründete 1957 die *Amerikanische Gesellschaft für Klinische Hypnose*, deren Vorsitz er übernahm. Seit 1976 musste er sein Leben und seine Arbeit im Rollstuhl weiterführen, da sich der Zustand der Krankheit wieder verschlechterte. Der Mann, dem die Ärzte im Alter von 18 nur mehr wenige Tage prophezeiten, wurde trotz aller Rückschläge 79 Jahre alt. Ericksons Methode hat ihre Wichtigkeit bis heute behalten, die Hypnotherapie ist anerkannt und wird von vielen bedeutenden Therapeuten weitergeführt.

Oprah Winfrey

Die erfolgreiche Moderatorin des amerikanischen Fernsehens (geboren 1954) ist ein Vorbild für unzählige Menschen: Sie stammt aus widrigsten Verhältnissen und hat dennoch eine große Karriere gemacht. Bevor Oprah Winfrey zur erfolgreichsten Talkshow Moderatorin der Fernsehgeschichte wurde, musste sie etliche Krisen überwinden. Sie kam als uneheliche Tochter minderjähriger Eltern zur Welt und wurde im Alter von 15 Jahren unbeabsichtigt schwanger. Ihr Baby starb leider kurz nach der Geburt, Oprah nahm Drogen und wurde esssüchtig. Sie schaffte es dennoch – oder gerade deswegen–, denn es gelang ihr beim Aufbau ihrer Talkshow, aufgrund ihrer schwierigen Vergangenheit als besonders glaubwürdig aufzutreten. Sie lädt in die Show „Oprah“ nicht nur Prominente ein, sondern auch Menschen, die Opfer unglücklicher Umstände sind. Ihre offene Art, mit Menschen zu sprechen, ist eine weitere Stärke, die sie entwickeln konnte, wodurch ihre Gäste sehr authentisch ihre Emotionen zeigen. Ihre Show wird in über 100 Ländern ausgestrahlt und hat cirka 20 Millionen Zuschauer.
Neben diesem Erfolg setzt sich Oprah Winfrey für wohltätige Zwecke ein und erhielt für ihr Engagement den „Bob Hope Humanitarian Award“. Als Geschäftsfrau zieht sie die Fäden bei ihrer Firma Harpo Films, einem Magazin und einem Fernseh- und Radiosender. Zudem spielte sie in einigen Filmen mit. Sie ist die erste afroamerikanische Frau, die Milliardärin wurde. 2010 wurde sie von der Zeitschrift „Forbes“ zum wiederholten Mal zur einflussreichsten Prominenten der Welt gewählt.

XIV. Dalai Lama

Der Mönch Tenzin Gyatso, der vierzehnte Dalai Lama (geboren 1935), musste 1959 wegen der chinesischen Okkupation ins indische Exil flüchten, wo er sich seither aufhält. Von dort setzt er sich friedlich für die Unabhängigkeit Tibets von der Volksrepublik China ein.

> „Wenn du verlierst, verliere nicht den Lernerfolg."
>
> (Dalai Lama)

Der Dalai Lama versteht es, aus dem Exil heraus viel mehr Wirkung zu entfalten, als es ohne seiner Flucht gelungen wäre. Er hat Beliebtheitswerte wie ein Popstar, hat den Buddhismus ungemein beliebt gemacht und gilt als Ikone für Frieden, Toleranz und Humor. 1989 erhielt er den Friedensnobelpreis in Oslo.

Herbert Grönemeyer

Der bekannte Musiker Grönemeyer (geboren 1956) sagte beim Interview der „Siemens Academy of Life": „Ich denke, dass man erfolgreich ist, weiß man. Wie man allerdings erfolgreich wird, das weiß man nicht. Was ich versuche, ist, mich aufgrund von Niederlagen zu verbessern. Ich habe bei meiner ersten Platte gar nicht selbst getextet. Bei meiner zweiten Platte schrieb ich dann derart kulturell hochwertige Stücke wie ´Ich hab dich lieb´. Das waren meine ersten Gehversuche. Ich wollte meine Texte aber ständig verbessern.
Als ich dann ´Bochum´ machte, wurde der Titel ´Männer´ anfangs im Radio nicht gespielt. Man meinte, dass mich keiner verstehen könne, dass ich so komisch singe. Aber ich wollte genau so singen. Das war der nächste Schritt. Meine früheren Produzenten meinten immer, ich solle deutlicher singen, da mich sonst niemand verstehen könne. Ich habe mich geweigert und stattdessen meinen ureigenen Gesang immer mehr und mehr perfektioniert.
´Bochum´ war die erste Platte, die ich selber produziert habe. Dass sie dann so ein Erfolg wurde, dafür kann ich nichts. Ich habe einfach Spaß daran, mich Schritt für Schritt zu verbessern. Ich wachse langsam. Und ich mache alles aus einer gewissen Leidenschaft heraus, habe auch genügend Stehvermögen."

Hermann Maier, Thomas Muster, Niki Lauda

Maier, Muster und Lauda, drei österreichische Spitzensportler, fanden nach schweren Unfällen wieder Anschluss an die Weltspitze. Sie stehen stellvertretend für unzählige Sportler, die nach einem einschneidenden Rückschlag ein Comeback schafften.

Der Skistar Hermann Maier (geboren 1972), der seine Gegner dominierte und als „Herminator" bereits einen Mythos der Unbesiegbarkeit verkörperte, wurde zurückgeworfen, als er 2001 unverschuldet einen Motorradunfall hatte. Der Skirennfahrer verlor fast sein rechtes Bein und sein Leben stand einige Tage auf dem Spiel. Bereits auf der Intensivstation zeigte Maier die Willensstärke, die ihn groß machte und dachte an sein Comeback. Zunächst musste er, der auf den steilsten und eisigsten Pisten siegte, aber wieder gehen lernen. 2003 feierte er in Kitzbühel seinen ersten Weltcupsieg nach der Verletzung. In der Saison 2003/04 sicherte sich Maier wieder den Gesamtweltcup.

Thomas Muster (geboren 1967), ehemalige Tennisgröße, ereilte 1989 ein ähnliches Schicksal, als er vor einem Finale gegen Ivan Lendl von einem betrunkenen Autofahrer angefahren wurde. Auch er schaffte nach diesem Unfall ein beispielhaftes Comeback und führte sechs Jahre später als erster und einziger Österreicher die Tennis-Weltrangliste an.

Niki Lauda (geboren 1949), Formel-1-Weltmeister von 1975, überlebte 1976 am Nürburgring seinen furchtbaren Unfall nur mit schweren Verbrennungen. Ein Jahr danach überraschte er die Öffentlichkeit und gewann die Weltmeisterschaft ein zweites Mal. 1979 hörte er mit dem Fahren von Rennen auf und wurde nach einem beachtlichen Comeback 1984 ein drittes Mal Formel-1-Weltmeister. Lauda ist überhaupt ein Meister für Erfolge durch Rückschläge, da er auch als Manager und Geschäftsmann mit seiner Fluglinie mehrere Niederlagen erlebte: vom Absturz seiner neuen Boing bis zum Aufkauf durch den Konkurrenten AUA. Trotz eines Lebens mit Verbrennungen und einer Spenderniere hat es Niki Lauda gelernt, an Rückschlägen zu wachsen und als Sieger daraus hervorzugehen.

...

Die Liste Prominenter ließe sich lange fortsetzen. Sie werden bemerken, dass fast alle, die sich ganz oben befinden, durch Niederlagen wachsen konnten. Die Biografien der beschriebenen Persönlichkeiten können inspirieren und ihr Vorbild kann ein starker positiver mentaler Richtungsgeber sein. Doch kann sich jemand, der nicht zur Gruppe der Prominenten gehört, überhaupt mit diesen berühmten Menschen vergleichen? Er kann – wie der folgende Abschnitt zeigen wird.

Erfolge – nicht nur für Prominente

Erfolge durch Rückschläge zu generieren, betrifft herausragende Persönlichkeiten genauso wie Menschen des täglichen Lebens. Früh lernt bereits jedes Kind, wie es mit Versuch und Irrtum umgeht: Rückschläge beim Misslingen früher Gehversuche, der berühmte Griff auf die heiße Herdplatte, das Herantasten an eigene und soziale Grenzen und spätere Enttäuschungen bei der Partnersuche. In der Erwachsenenwelt setzt sich so manche als Kind erlernte Verhaltensstrategie fort und bewirkt entweder mutige Begegnung mit Rückschlägen oder Rückzug. Manche Menschen werden stärker vom Schicksal auf die Probe gestellt als andere. Sie werden mit etwas konfrontiert, das ihr Leben völlig umkrempelt. Sie erleiden z. B. eine schwere Krankheit, den Verlust von jemandem, den sie lieben, eine Kindheit mit Eltern, die Alkoholiker sind, oder werden Opfer von Gewalttaten.

Was kann man nach Schicksalsschlägen dieser Dimension machen? Wer im Leben mit solch widrigen Umständen konfrontiert wird, hat es sicher nicht leicht. Trotzdem braucht niemand zu verzweifeln, denn dramatische Veränderungen führen nicht automatisch zum Scheitern – eine Tatsache, welche die Resilienzforschung beweisen konnte.

Die Resilienzforschung

Der Begriff „Resilienz“ leitet sich vom englischen Wort „resilience“ (Unverwüstlichkeit, Elastizität) ab und beschreibt die Fähigkeit, nach schweren Rückschlägen neuen Erfolgen entgegenzusteuern. Die Resilienzforschung hat mit Langzeitstudien einen wichtigen Beweis geliefert, dass das Transformieren von negativen Erlebnissen in zukünftige Erfolge nicht nur einer kleinen Gruppe Prominenter gelingt, sondern für uns alle möglich ist. Emmy E. Werner und ihre Forschungskollegen haben dabei Menschen von der Kindheit bis zum Alter von vierzig Jahren beobachtet.

Positive Entwicklung trotz widriger Umstände

Manche Menschen verbringen eine Kindheit unter sehr schlechten Bedingungen. Armut, frühe Erfahrungen mit Gewalt oder Arbeitslosigkeit der Eltern schaffen keine guten Ausgangsbedingungen für das spätere Leben. Dennoch entwickeln sich etliche von ihnen beeindruckend positiv und bauen Resilienz auf.

Menschen sind nicht automatisch Opfer ihres Schicksals, viele wachsen gerade weil sie schwierige Zeiten durchleben mussten. Auf jene Gruppe konzentriert sich die Resilienzforschung. Somit bricht sie mit den psychologischen Ansätzen der Vergangenheit, die fast immer auf die negativen Folgen schlimmer Erfahrungen fokussierte. Die Resilienzforschung richtet den Blick auf das Positive und macht jene Faktoren sichtbar. Es zeigt sich, dass Resilienz erlernbar ist und uns helfen kann, unser Immunsystem gegen Krisen zu kräftigen.

Resilienz ist erlernbar!

Richten Sie Ihre Aufmerksamkeit einmal auf jene Krisen und Niederlagen, die Sie bereits erfolgreich überwunden haben. Schon die Betrachtung Ihrer eigenen Strategien aus der Vergangenheit, das Erkennen dessen, wo und wie Sie erfolgreich Rückschläge gemanagt haben, birgt große Lernchancen! Nutzen Sie dafür das Arbeitsblatt auf der nächsten Seite.

Praxis-Arbeitsblatt: Was Sie aus bisherigen Krisen und Rückschlägen lernen

Denken Sie bitte an Rückschläge, die Sie erfolgreich überwunden haben. Beziehen Sie auch Kindheit und Jugend mit ein, und sammeln Sie sowohl kleine als auch größere Niederlagen.

1. ______________________________

2. ______________________________

3. ______________________________

4. ______________________________

Betrachten Sie nun Ihre Notizen. Fragen Sie sich: Was haben diese Niederlagen in meinem Leben bewirkt, was habe ich aus ihnen gelernt und wofür waren sie wichtig? Lassen Sie sich Zeit und geben Sie bei der Suche nicht vorschnell auf – Sie werden erstaunt sein, was Sie bereits aus früheren Rückschlägen gelernt haben. Notieren Sie Ihre Lernerfahrungen:

1. ______________________________

2. ______________________________

3. ______________________________

4. ______________________________

Das, was Sie bisher gelernt haben, steht Ihnen auch in Zukunft zur Verfügung und es ist gut, dass Sie es notiert und sich damit bewusst gemacht haben. Diese Stärken sind nicht zufällig entstanden, und wenn Sie möchten, dann seien Sie stolz darauf und genießen Sie es, sich auf diese Stärken verlassen zu können. Die Orientierung an den eigenen Stärken ist ein wesentlicher Teil, um Rückschläge gut zu managen. Ihre Stärken wird Ihnen niemand nehmen – Sie können glücklich sein, sie zu besitzen und sie in Zukunft zur Verfügung zu haben. Diese Erfahrungen sind eine Kraftquelle für zukünftige Ereignisse, aus der Sie immer schöpfen können.

Mit Resilienz akute Krisen meistern

Man kann Krisenmanagement aus einer rein organisatorischen Perspektive heraus betrachten. In Unternehmen wird das gerne getan und das Ergebnis kennt jeder, der ein solches Vorgehen miterlebt hat: Starre Organisationsentwicklungsmaßnahmen, die nicht gelebt werden, weil man dabei die betroffenen Menschen vergessen hat. Doch gerade die letzte Wirtschaftskrise zeigt, dass die bloße Konzentration auf „Hard-Facts", wie beispielsweise Zahlen, nicht die entscheidende Wende bringt. Organisation ist wichtig, aber eine rein organisatorische Vorgehensweise ist im Rahmen eines Krisenmanagements nicht zielführend.

Stellen Sie sich vor, es gibt eine Wirtschaftskrise, und alle handeln so, als gäbe es keine ...

„Stell dir vor, es ist Krieg und keiner geht hin", lautete ein Slogan der achtundsechziger Generation. Dem Spruch liegt ein Gedanke zugrunde, der sich durchaus auf die Wirtschaft übertragen lässt und dort mehr bewirken kann, als viele glauben – denn der Einfluss der sozialen Faktoren wird oftmals unterschätzt. „Soft-Facts" wie Vertrauen, Kultur, menschliches Klima usw. sind die wahren Multiplikatoren der globalen Probleme. Wie das Beispiel der letzten großen Krise zeigt, führten verantwortungslose Kreditvergaben zu einem Verlust des Vertrauens in die Banken und schaukelten die Ausmaße der Krise auf, bis die gesamte Weltwirtschaft betroffen war. „Wenn alle so handeln würden, als gäbe es keine Krise, wäre diese schnell vorüber ..."; Eine gewagte These und ein faszinierender Gedanke. Warum wohl? Es ist ein Körnchen Wahrheit in ihm und das spüren wir. Hätten sich die Banken nicht verhalten, wie sie es taten, und hätten die Haushalte normal konsumiert, wäre schneller wieder Normalität eingekehrt. Beobachtet man vergangene Krisen, zeigt sich wiederholt das folgende Bild: Der negative Kreislauf schaukelt sich auf und Normalität kehrt erst langsam wieder ein.

Die sogenannten „Soft-Facts" sind gar nicht so „soft", wie ihr Name vorgibt. Häufig sind sie die entscheidenden Einflussfaktoren – und das gilt im großen Maßstab wie im Kleinen. Allerdings sind die „Soft-Facts" auf der persönlichen, individuellen Ebene leichter handhabbar als im Rahmen von hochdynamischen, komplexen Volkswirtschaften. Für den Einzelnen gilt es, Faktoren der Persönlichkeit wie Selbstwertgefühl, soziale Kompetenz, Selbstkompetenz oder mentale Stärke zu entwickeln.

Die Rolle der Erwartungen

Nicht jede unangenehme Entwicklung im Leben wird als Rückschlag erlebt und führt zu einer Krise. Die individuelle Wirkung hängt von den jeweiligen Erwartungen ab. Grundsätzlich lösen Prognosen und Einstellungen bei jedem von uns bestimmte Erwartungen aus. Werden diese Erwartungen erfüllt, befindet sich unser Denken und Fühlen im Gleichgewicht. Rechnet jemand beispielsweise damit, seinen Job zu verlieren, weil es sich von Anfang an um ein befristetes Projekt handelte, empfindet er die Situation völlig anders, als wenn ihm überraschend gekündigt wird.

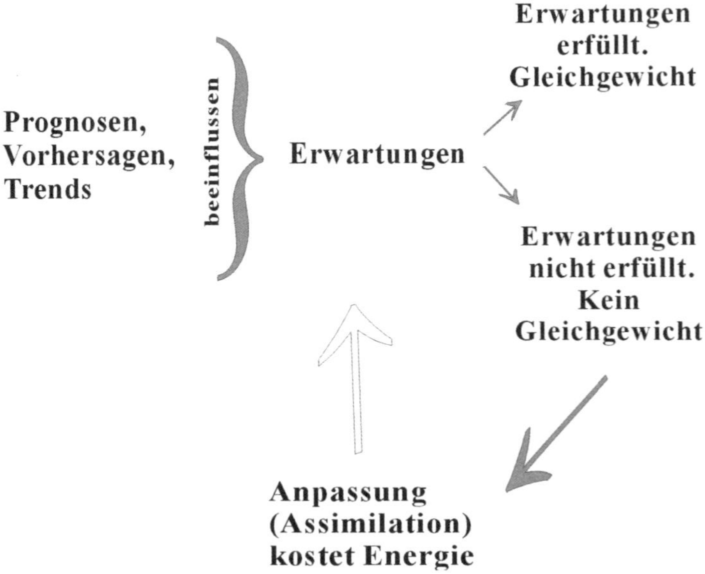

Abbildung 1: Erwartungen und Krisen

Wird eine Erwartung nicht erfüllt, entsteht ein Ungleichgewicht, das negativ erlebt wird und zu einer Krisenstimmung führt. Da alles anders kommt als erwartet, muss man sich bzw. seine Erwartungen anpassen. Dieser Prozess wird Assimilation genannt. Eine solche Anpassung kostet Energie. Diese „Energiepunkte" können erfreulicherweise wieder aufgebaut werden. Da dies ein langfristiger Prozess ist, wäre eine Auszeit anzuraten: Man sollte sich für eine längere Zeit weg vom Geschehen bewegen oder zumindest Urlaub machen.

Manche Rückschläge führen ohnehin zu einem Zeitgewinn: Ein Angestellter verliert seinen Job und muss sich neu orientieren; ein Selbstständiger hat durch die Krise wenig Aufträge und gewinnt damit Zeit; ein verlassener Partner organisiert nach dem Ende der Beziehung sein Leben neu. Obwohl die durch eine Krise entstehenden Freiräume für den Betroffenen oft gar nicht angenehm sind, da sie auch Einsamkeit bedeuten, sollte er sie sinnvoll nutzen, um Energie zu tanken.
Es gibt Rückschläge, die keinen Zeitgewinn bringen. Das darf aber nicht als Ausrede dafür dienen, dass man keine Kraft tanken kann: Ein verlängertes Wochenenden an einem schönen Ort lässt sich immer organisieren und ist besser als überhaupt nicht zu regenerieren. Sollte ein weiterer Rückschlag eintreten, bevor neue Energiepunkte gesammelt sind, wäre das fatal, da man nicht die Kraft hätte, diesen zu bewältigen.

Betrachtet man die bisherigen Erläuterungen, ergeben sich drei zentrale Handlungsfelder, denen jeweils ein eigenes Kapitel in diesem Buch gewidmet ist:

- Momentane Rückschläge managen und akute Krisen bewältigen.
- Kraft tanken und neue Energie aufbauen.
- Für künftige Krisen gewappnet sein: Resilienz aufbauen und das Krisen-Immunsystem stärken.

Die Frage, die die meisten Menschen zuallererst beschäftigt, lautet: Wie geht man mit einer akuten Krise um? Das ist verständlich, da man nach einem Rückschlag mit einer erdrückenden Last an Emotionen umgehen muss.

Momentane Rückschläge managen und akute Krisen bewältigen

Um mit akuten Krisen optimal umgehen zu können, ist es von Vorteil, sich mit der Dynamik einer Negativphase auseinanderzusetzen. Was auch immer der Grund für das auf einen Rückschlag folgende Tief ist, ausgelöst wird es dadurch, dass das Ereignis überhaupt als Rückschlag wahrgenommen wird.

Erhalt schlechter Nachrichten

Sobald man erfahren hat, Betroffener eines unerwarteten Rückschlags zu sein, setzen die Emotionen mit ihrer vollen Wirkung ein. Der Anfang der Krise ist das Empfangen der „schlechten Nachricht“. Das folgende Phasenmodell findet man daher auch unter der Bezeichnung „Überbringen schlechter Nachrichten“.

> Es ist nicht die Frage, was einem widerfährt, sondern vielmehr, was man aus dem macht, was einem widerfährt.

Typische Phasen einer Krise

Elisabeth Kübler-Ross, die aus der Schweiz stammende Forscherin, rüttelte 1969 mit ihren Untersuchungen die Welt wach. Sie widmete ihre Arbeit dem Tabuthema Sterbeforschung. Dabei beschäftigte sie sich mit Personen, die plötzlich die Diagnose bekommen, dass sie oder ein ihnen sehr nahe stehender Mensch bald sterben muss. Bei diesem wahrscheinlich größten aller vorstellbaren Rückschläge und der darauf folgenden Krise beobachtete Kübler-Ross wiederkehrende Phasen, die jeder Mensch durchmacht. Später stellte sich heraus, dass dieses Model auf sämtliche Rückschläge anwendbar ist, womit es im privaten Bereich wie auch im Arbeitsleben die gleichen Phasen einer Krise gibt:

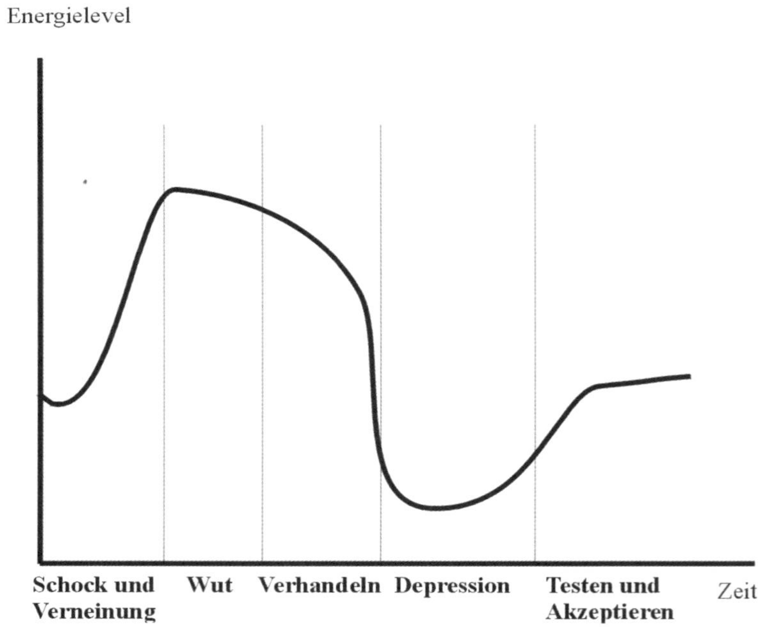

Abbildung 2: Phasen einer Krise und damit verbundener Energielevel

1. **Schock und Verneinung**: Die erste Reaktion ist eigentlich gar keine Reaktion. Der Zustand des Schocks macht es unmöglich, etwas zu sagen, zu denken oder zu reagieren. Fassungslos steht man der Situation gegenüber und findet keine Worte. Zugleich setzt die Verneinung ein – „wenn ich stillhalte, geht es vorüber", „vielleicht ist es ja nur ein Traum und ich wache gleich wieder auf". Die Verneinung ist gleichzeitig die erste Stufe, in der man stecken bleiben kann: Die Wahrheit wird nicht wahrgenommen, weil man sie nicht wahrhaben will. Der Zustand der Verneinung lässt sich meist nur für eine begrenzte Zeit aufrechterhalten. Dann steht fest, dass die Situation wirklich eingetreten ist, und man beginnt sich zu ärgern, weil einem so etwas widerfahren muss. Damit beginnt die nächste Phase, die Wut.

Beispiel 1: Schock und Verneinung

Krise nach Verlust des Lebenspartners: Eine Bekannte, nennen wir sie hier Maria, deren Mann unerwartet an Krebs starb, redete in dieser Phase noch mit ihm, so als ob nichts geschehen wäre. Als Verwandte bei ihr waren und sie darauf aufmerksam machten, dass dies nichts bringe, hörte die Verneinung auf und Maria musste sich der Tatsache stellen.

Beispiel 2: Schock und Verneinung

Rückschlag durch unerwartete Veränderung in einem Unternehmen: Ein ehemaliger Kollege, dem wir hier den Namen Martin geben, hat den Kauf seines Arbeitgebers durch eine andere Firma nie so recht verkraftet. Sein Aufgabenbereich änderte sich zu seinem Nachteil und das Unternehmen musste umziehen. Er verneinte diesen Umstand bis zum Tag des Umzugs. Es saß noch seelenruhig in seinem Zimmer – alles blieb für ihn beim Alten, während in den Nachbarzimmern bereits die Umzugskartons auf die Transportfirma warteten. Ein beinahe schon skurriler Anblick. Mit der Aufforderung, sofort alles zu räumen, wurde er jäh aus der Verneinung gerissen und die nächste Phase ließ nicht lange auf sich warten.

2. **Wut**: In dieser Phase hadert man mit sich und seinem Schicksal. Man ist wütend, da man es ungerecht findet, dass einem so etwas widerfahren musste. Auch der Neid auf jene, die nicht betroffen sind, spielt dabei eine Rolle. Jedenfalls kann man sich über alles

und jeden ärgern und die Umwelt bekommt das durchaus auch zu spüren. Es handelt sich bei dieser Phase um jene, die am deutlichsten außen wahrnehmbar ist. Man kann zwar auch in der Phase der Wut stecken bleiben, allerdings wird im Normalfall die mit ihr verbundene hohe Energie dazu führen, dass der Betroffene von selbst in die nächste Phase tritt, in die des Verhandelns.

Beispiel 1: Wut

Maria: Es war für alle begleitenden Personen beschämend und ergreifend zugleich, als Maria beim ersten Besuch des Grabes ihres verstorbenen Mannes begann, mit diesem voller Ärger laut zu schimpfen. Er hätte nicht so früh gehen und sie allein lassen dürfen! Auch die Beteuerung der Anwesenden, dass ihr Mann das nicht absichtlich gemacht habe, änderte an diesem Tag nichts an der Wut von Maria.

Beispiel 2: Wut

Martin: Bei Martin richtete sich die Wut – nachvollziehbarerweise – gegen die Geschäftsführung und das Management. Dabei ließ er keine Gelegenheit aus, diesen Ärger nach außen zu tragen. Jeder Kollege, der ihm über den Weg lief, erfuhr davon. So wütend und hasserfüllt kannten ihn seine Kollegen überhaupt nicht.

3. **Verhandeln**: Die Realität kann nicht länger verneint und der Ärger nicht länger ausgehalten werden. Es ist Zeit, einen Versuch zu starten, die negativen Auswirkungen zu hinterfragen und gegebenenfalls zu minimieren.

Beispiel 1: Verhandeln

Maria: Maria begann mit Gott und der Welt zu verhandeln, was sie durchaus in hörbaren Selbstgesprächen tat. Das ist übrigens eine typische Form des Verhandelns in einer solchen Situation.

Beispiel 2: Verhandeln

Martin: Auch Martin reagierte hier typisch, denn im Unternehmenskontext finden oft Verhandlungen mit realen Personen statt. So versuchte er aus der Situation, die ihn scheinbar benachteiligte, Vorteile herauszuschlagen. Lange Gespräche mit dem Betriebsrat und der Gewerkschaft über seine Rechte als Mitarbeiter folgten.

4. **Depression**: Weil beim Verhandeln nichts erreicht und zuvor die ganze Energie verbraucht wurde, kommt es nun zur Resignation. In dieser Phase fehlt es sowohl an psychischer als auch an physischer Energie. Der Betroffene zieht sich zurück und gibt innerlich auf. Diese Phase ist jene, die man als Außenstehender kaum mitbekommt, da der Rückzug dazu führt, dass sich der Betroffene unauffällig verhält und Dienst nach Vorschrift leistet. Man könnte meinen, jetzt sei es überstanden, doch innere Kündigung droht. Wie die Abbildung 2 zeigt, ist darüber hinaus die Energie auf einem Tiefpunkt angelangt. Daher birgt diese Phase die größte Gefahr in sich, dass man in ihr für einen längeren Zeitraum stecken bleibt.

Beispiel 1: Depression

Maria: Auch Maria durchlebte diese Phase und zog sich zurück. Nur jene Menschen, die sie sehr gut kannten, bemerkten, wie es um sie bestellt war. Glücklicherweise hatte sie gute Freunde, mit denen sie offen reden konnte, und blieb daher nicht lange in der Depression stecken, sondern trat schon bald in die nächste Phase des Testens und Akzeptierens ein.

Beispiel 2: Depression

Martin: Martin musste erkennen, dass es für ihn keine rechtlichen Möglichkeiten gab, und da er aufgrund seines Alters und seines Anspruchs auf Abfindung nicht kündigen wollte, begann er in der Arbeit nur das zu machen, was sein musste. Innerlich hatte er schon gekündigt, nach außen leistete er Dienst nach Vorschrift.

5. **Testen** und **akzeptieren**: Früher oder später wird die veränderte Situation als Tatsache wahrgenommen, und man kommt nicht umhin, sich mit den neuen Gegebenheiten abzufinden. Neue Grenzen werden erkannt und man beginnt, neue Wege zu probieren – man beginnt zu testen. Es entwickeln sich ein realistischer Umgang mit der veränderten Sachlage sowie neue Lebensstrategien, und man beginnt damit, die Situation ins (neue) Leben zu integrieren. Dabei können eventuell sogar Vorteile der veränderten Umstände erkannt werden und neue Ziele entstehen.

Beispiel 1: Testen und akzeptieren

Maria: Maria war nun schon eine Zeit lang Witwe und älter geworden. Sie begann neue Hobbys zu entdecken, trieb mehr Sport als bisher und wurde Mitglied in einem Sportverein. Sie glaubte gar nicht mehr, sich noch einmal zu verlieben und eine neue Partnerschaft einzugehen. Genau das passierte ihr mit einem Mann, dem ein ähnliches Schicksal widerfahren war. Sie lernte ihn in dem Sportverein kennen und die beiden wurden zu Vereinsturteltäubchen. Ein schöner Anblick für alle, die sie kannten.

Beispiel 2: Testen und akzeptieren

Martin: Bevor Martin die Veränderung akzeptieren und in sein Leben integrierte konnte, stand bei ihm schon die nächste Veränderung ins Haus. Wie das bei Unternehmenszusammenlegungen vorkommt, bot man einigen älteren Mitabeitern verlockende Frühpensionsmodelle an. Martin meldete sich dafür. Er nahm das Angebot an, frühzeitig in Rente zu gehen, wodurch sich sein ursprüngliches Problem auflöste – Martin fand so die für ihn beste Lösung.

Wie lange dauern die Phasen?

Es lässt sich keine allgemeingültige Aussage darüber machen, wie lange die einzelnen Phasen dauern, das ist individuell sehr unterschiedlich. Wie bereits erläutert, kann man zudem in jeder der Phasen stecken bleiben. Ein selbstständiges Zurückfinden ins „normale" Leben wird dann sehr schwierig und Unterstützung von außen wäre angebracht. Grundsätzlich lässt sich festhalten: Je höher das Energielevel des Betroffenen ist, desto leichter fällt es ihm, aus eigener Kraft weiterzukommen.

Hilfe in den einzelnen Phasen

In Krisen kommt es zu Frustrationen und das eigene Selbstwertgefühl wird bedroht. Es ist daher wichtig, mit einem vertrauten Menschen zu sprechen. Die Frustrationen dürfen nicht nach der „Sündenbockmethode" an anderen abreagiert werden, da sie dann unweigerlich wieder auf den Betroffenen zurückfallen würden. Das Gespräch mit anderen, d. h. die Möglichkeit, sich mitteilen zu können, reicht in vielen Fällen bereits als Erste-Hilfe-Maßnahme. Danach muss im Einzelfall entschieden werden, ob weitere Unterstützung gesucht wird.

Wie hilft man sich selbst oder anderen weiter?

Es ist wichtig, Ermutigungsgespräche zu führen. Als Betroffener muss man sich Menschen suchen, die einem durch ihre Worte Mut geben. Freunde, Coaches, Führungskräfte oder Trainer sollten ermutigende Gespräche anbieten. Dabei geht es nicht darum, dem anderen Ratschläge zu erteilen und ihm zu sagen, wie man das akute Problem selbst lösen würde. Den anderen zu solchen Lösungen zu drängen, führt fast zwangsläufig zu einer „Das hab ich schon probiert, bei mir klappt das nicht"-Reaktion. Es ist hingegen sehr hilfreich, dem Betroffenen einen Weg oder eine Richtung aufzuzeigen.

Auch Ratschläge sind Schläge.

Eine selbst gefundene Lösung passt besser in das Leben der Person, um die es geht. Zudem kann sich der Betroffene besser mit einer selbst gefundenen Lösung identifizieren, was ihm den nötigen Kick geben kann, diese auch umzusetzen. Es ist entscheidend, dem anderen den Mut und die Motivation zu geben, eigene Lösungen zu finden und an diese zu glauben. Der unterstützende Mensch sollte die Fähigkeit zum aktiven Zuhören und Hinsehen haben – eine äußerst wichtige Kompetenz! Dazu ist es für den Helfer oft nötig, nicht eindeutige Situationen auszuhalten und Sensibilität für den anderen aufzubringen. Darüber hinaus sollte man als hilfreicher Coach die eigene Wahrnehmung so gut kennen, dass man auch weiß, was man nicht erkennen kann – ein gesundes Maß an Selbstkenntnis und Bewusstheit hinsichtlich der eigenen Grenzen.

Die Phasen der Krise als Hilfe

Was nutzt es, die Phasen einer Krise zu kennen? Jede einzelne Phase hat eine eigene Dynamik und verlangt nach spezifischen Handlungsweisen. Wer die Phasen kennt, kann die aktuelle Situation präziser einschätzen und zielführende Maßnahmen ergreifen:

Halten wir noch einmal fest: Ausprägung und Dauer jeder Stufe sind individuell höchst unterschiedlich. Dem einen Menschen wird man kaum anmerken, dass er sich in der Phase der Verneinung befindet, während es bei jemand anderem nicht zu übersehen ist. Der eine Betroffene fühlt sich kurzzeitig deprimiert, während der andere in eine tiefe und lange Depression fällt und Hilfe von außen benötigt. Die größte Gefahr liegt darin, in einer der Phasen festzusitzen. Am gefährlichsten ist das, wenn sich der Betroffene in der Phase der Depression befindet, da auf dieser Stufe sein Energielevel sehr niedrig ist.

Unabhängig davon, ob man sich selbst oder jemand anderem in einer Krisensituation helfen möchte, ist es das Wichtigste, dafür zu sorgen, dass jede Phase mit all ihren Emotionen zugelassen und durchlebt wird. Der Betroffene sollte keinesfalls stecken bleiben, sondern nach dem Durchleben der einen Phase zur nächsten kommen. Professionelle Begleitung ist daher dadurch gekennzeichnet, dass beständig und unaufhörlich daran gearbeitet wird, die jeweilige Phase angemessen auszuleben und dann voranzuschreiten.
Lassen Sie sich nicht dazu verleiten, im Klagen und Jammern zu verharren, sondern führen Sie sich oder andere sensibel mit lösungsfördernden Fragen durch alle Stufen, bis die neue Situation akzeptiert und langsam ins Leben integriert werden kann.

Coaching-Tipp:

Im Coaching und in der Mitarbeiterführung ist besonders darauf zu achten, dem Betroffenen einerseits genügend Zeit einzuräumen, um die jeweilige Phase abzuschließen, und andererseits darauf zu achten, dass er zur nächsten Stufe gelangt. Dies erfordert hohes Einfühlungsvermögen, da es eine Gratwanderung sein kann, darauf zu drängen, nicht in einer Phase stecken zu bleiben, gleichzeitig aber die akute Phase zu respektieren.

Der Begleiter muss sich immer darüber bewusst sein, dass sich die Emotionen der Betroffenen auch gegen ihn richten können. Erfahrungsgemäß geschieht dies häufig während der Phase der Wut. Dies sollte nicht persönlich genommen werden. Besondere Sensibilität ist bei firmeninternen Unterstützungsversuchen nötig, da der Mitarbeiter die Begleitung als parteiisch erleben könnte.

Den Krisenstress meistern

Eine Niederlage und die Krise danach verursachen gehörigen Stress. Wer mit Stress umgehen kann, bewältigt jede Phase eines Tiefs schneller und leichter. Stress ist uns gut bekannt und tritt in mannigfaltiger Erscheinung auf: Arbeitsstress, Freizeitstress, Stress als Modeerscheinung, Stress als Lampenfieber bei einem Auftritt und vieles mehr. Stress ist nichts anderes als ein Spannungszustand, der durch einen Reiz ausgelöst

wird. Er kann uns und anderen Lebewesen zu besonderen Leistungen verhelfen, aber er kann auch dazu führen, dass wir überfordert sind.
Der Begriff Stress stammt ursprünglich aus der Werkstoffkunde. Er bezieht sich auf die Spannung, unter der ein Material steht, wenn verschiedene Kräfte darauf wirken. Der bedeutende Stressforscher Hans Selye hat den Begriff in die Psychologie importiert.

Beim Menschen wirkt Stress auf

- den Körper,
- die Emotionen und
- das Denken.

In einer Krise treten alle drei Stressformen in eine Wechselwirkung zueinander und lösen im Körper deutlich wahrnehmbare Stressreaktionen aus: Schweiß, Kurzatmigkeit, Wirbelsäulenbeschwerden, Verdauungsprobleme, Immunschwächung und Herzrasen. Deutliche Hinweise auf den Zusammenhang zwischen Stress und Körper bekommen wir von den „klassischen" Redewendungen, die man in Krisenzeiten besonders oft hört:

- „Ich habe viel am Buckel."
- „Mir liegt etwas am Herzen."
- „Mir ist etwas über die Leber gelaufen."
- „Mir dreht sich der Magen um."

Manchen mag es wundern, dass in diesen Volksweisheiten weniger den mentalen Aspekten, sondern vor allem dem Körper eine so große Bedeutung beigemessen wird. Gerade unser Körper aber hat in einer Krise besonders zu leiden, daher ist es von elementarer Wichtigkeit, dem Körper besondere Aufmerksamkeit zu schenken, um erfolgreich durch eine Krise zu kommen.

Die zentrale Rolle des Körpers

Manche Menschen sagen: „Ich habe einen Körper". Das ist nicht korrekt. Richtig ist: „Ich bin mein Körper", da wir unseren Körper nicht getrennt betrachten können. Wenn ich mich gut fühle, fühlt sich mein Körper gut und wenn sich mein Körper schlecht fühlt, geht es mir auch nicht gut. Bevor wir klare Gedanken fassen, Rückschläge analysieren und mentale Kraft aufbauen, müssen wir daher mit unserem Körper im Reinen sein.

Mit Rückschlägen und Krisen umzugehen bedeutet, körperliche Stressreaktionen managen zu können. Bekommt man die Stressreaktionen des Körpers in den Griff, löst man damit einen wechselseitigen positiven Kreislauf aus, der wiederum positiv auf Denken und Fühlen wirkt.

Körper und Geist brauchen einander.

Stress ist nicht neu, es gibt ihn schon ewig. Bereits erste Lebensformen wie Einzeller hatten Stress – z. B. dann, wenn das Gewässer, in dem sie lebten, auszutrocknen begann. Dieser Stress half ihnen, sich schnell in einen Teil des Gewässers zu bewegen, in dem noch genügend Wasser vorhanden war.

In Stresssituationen bekommen auch wir Menschen Kraft zur Verfügung gestellt, die unserem Körper zu besonderen Leistungen verhilft. Deshalb ist Stress im ganzen Körper zu spüren. Diese Mechanismen sind in Gefahrensituationen sehr sinnvoll. Glukokortikoide, speziell Cortisol, stellen für den Körper Glukose bereit, indem die Zellen in der Glukoseaufnahme gehemmt werden und eine vermehrte Synthese von Glukose aus Muskeleiweiß stattfindet. Akuter Stress bewirkt einen erhöhten kardiovaskulären Tonus. Vereinfacht gesagt, der Körper stellt Energie bereit, die er an anderer Stelle abzweigt.

Was bedeutet das für unseren Körper? Bei Stress werden Immunsystem, Verdauung, Wachstum und Sexualität gehemmt, denn diese Funktionen können in einer momentanen gefährlichen Situation auf später verschoben werden, damit genügend Energie zum Rennen und Kämpfen zur Verfügung steht.

Problematisch wird es dann, wenn Stress chronisch auftritt und zum negativen Stress mutiert, weil die zur Verfügung gestellte Energie nicht körperlich abgebaut wird. Das ist bei einer längeren Krisensituation durchaus der Fall. Hinzu kommt, dass 95 Prozent der Menschen in unserer Gesellschaft die meiste Zeit sitzen, viele davon vor einem Computer. Somit wird die durch Stress verursachte Zusatzenergie nicht verwendet und der Überschuss führt zu einem Ungleichgewicht. Wenn dies nicht durch Ausgleichssport oder körperliche Betätigung abgebaut wird, schädigt der negative Stress unserem Körper aufgrund der physiologischen Prozesse, die oben beschrieben sind. Anhaltender Stress führt zu einem schwachen Immunsystem, Verdauungsproblemen, Magengeschwüren, gehemmter Sexualfunktion, psychogenem Zwergwuchs, chronischer Müdigkeit und Schlaf-Wachstörungen.

Deshalb ist neben dem mentalen Stressabbau der körperliche Stressabbau – in Form von täglicher Bewegung durch Ausgleichssport – sehr wichtig. Zugleich kräftigt regelmäßiger Ausdauersport das Herz und macht es langfristig stressresistent, was Ausdauersportler an einem dauerhaft niedrigen Ruhepuls bemerken. Andererseits ist ein hoher Ruhepuls, sofern man ansonsten gesund ist, ein Indiz für geringe Stressresistenz und sollte dazu motivieren, verstärkt Bewegung ins eigene Leben zu integrieren. Sportliche Bewegung im Sinne eines Herz-Kreislauftrainings ist somit einerseits eine Sofortmaßnahme, um Stress im Akutfall unmittelbar abzubauen, und dient andererseits der Vorbeugung, da die Stressresistenz erhöht wird!

> Stressabbau durch Bewegung: Ein einfaches und wirkungsvolles Rezept!
> Suchen Sie sich einen Ausgleichssport.

Suchen Sie sich einen geeigneten Ausgleichssport, aber berücksichtigen Sie dabei Ihre körperlichen Voraussetzungen wie Alter, Gewicht oder Gelenke. Als Faustregel gilt: zwei bis drei Mal pro Woche Ausdauersport im Bereich der optimalen Herzfrequenz für ein gesundes Herz-Kreislauf-System. Die optimale Herzfrequenz können Sie einfach mit einer Pulsuhr feststellen. Im Zweifelsfall suchen Sie einen Sportmediziner auf, der Sie für ein individuelles Bewegungsprogramm berät und Ihre optimale Herzfrequenz exakt bestimmen kann.

Atmung

Das schnellste Mittel, um negativem Stress – wie er in einer Krise aufkommt – entgegenzusteuern, ist die korrekte Atmung. Negativer Stress verursacht eine flache Atmung: Statt einer guten und gesunden Bauchatmung rutscht diese nach oben und man atmet nur noch mit der Brust und den darüberliegenden Bereichen. Dadurch entsteht ein beklemmendes Gefühl, die Stressspirale wird angekurbelt. Gleichzeitig werden die Stimmbänder strapaziert, denn die Stimme wandert synchron mit der Atmung nach oben. Statt einer angenehmen Bauchstimme hat die Stimme dann einen schrillen bis heiseren Tonfall – aus der Halsgegend kommend. Mit dieser Stimme stresst man sich und andere zusätzlich.
Gegen diese Dynamik steuert man unmittelbar an, indem man bewusst tief in den Bauch und Seitenbauch (Zwerchfell) atmet. Man setzt die bewusste Atmung genau in dem Moment an, in dem sich Stress aufzuschaukeln beginnt. Die Bauch-Zwerchfell-Atmung ist sehr sinnvoll und zweckmäßig, denn dabei wird die Luft dorthin gebracht, wo

sie gebraucht wird, um keinen Stress aufkommen zu lassen. Der Stresskreislauf wird ausgetrickst und unterbrochen, und man setzt eine positive Dynamik in Gang.

> Wenn wir beginnen, genau dann bewusst richtig zu atmen, wenn ein Stressauslöser zu wirken beginnt, ist bereits viel erreicht.

Im Übrigen sagt ja auch der Volksmund, dessen Wortspiele praktische Tipps bereithalten, man solle „einmal kräftig durchatmen", bevor man sich stressen oder ärgern lässt.
Eine gesunde Atmung spielt in allen Formen bzw. Techniken der Eigen- oder Fremdentspannung eine sehr bedeutende Rolle und führt zu einem ruhigen Geist – ein Effekt, der ganz allgemein in allen Lebenssituationen willkommen ist. Die folgende Übung hilft Ihnen dabei, sich zu entspannen und Stress „wegzuatmen".

Übung: Stress wegatmen

Schaffen Sie einen ruhigen und bequemen Ort, setzen Sie sich aufrecht auf einen Sessel oder legen Sie sich auf den Rücken und schließen Sie die Augen. Lassen Sie den Atem bei der Einatmung entspannt in Brust, Bauch – auch den seitlichen Bauch – und den Rücken fließen. Spüren Sie, wie sich die Lungenflügel mit Ihrem Atem füllen. Zählen Sie beim Einatmen still bis vier – ungefähr im Sekundentempo. Genießen Sie es, sich Zeit zu lassen. Atmen Sie dann wieder ganz ruhig aus, bis die gesamte Luft abgegeben ist.
Tendenziell soll die Phase des Ausatmens länger als die Phase des Einatmens dauern, zählen Sie daher bei der Ausatmung im Sekundenrhythmus innerlich bis sechs. Achten Sie darauf, dass der Atem ganz natürlich fließt und Sie nicht übersteuern. Später lassen Sie das Zählen weg und atmen ganz in Ihrem persönlichen Rhythmus.
Ziel dieses Teils der Übung ist die mentale Konzentration und körperliche Entspannung. Bei jedem Ausatmen spüren Sie bewusst, wie Sie den ganzen Stress, alle Anspannungen oder Belastungen abgeben, wegatmen. Und danach fühlen Sie bewusst, wie Sie mit jedem Einatmen frische und neue Energie aufnehmen. Diese verteilt sich in Ihrem gesamten Körper, in jeden Winkel – bis in die Zehen- und Fingerspitzen. Wiederholen Sie das, bis Sie sich besser fühlen und abschließend leeren Sie Ihre Gedanken soweit als möglich für einige Minuten, denken an nichts und genießen die Entspannung.

Es sind fast immer die einfachen Übungen, die am meisten bringen, da man sie schnell lernen und überall durchführen kann. Sollte Ihnen die

Atemübung aber nicht gleich gelingen, so bedenken Sie, dass Atmung komplexer ist, als man gemeinhin annimmt. Etliche Bücher und viele Entspannungs- aber auch Kampfsporttechniken bieten ein effizientes Atemtraining an. Frei nach dem Motto: „Übung macht den Meister" wäre es daher empfehlenswert, ein regelmäßiges Training in Yoga, Chigong, asiatischer Kampfkunst oder einer Atemschule aufzusuchen.

Positiver Stress?

Bisher haben wir vor allem die negativen Aspekte von Stress betrachtet. Stress ist aber auch ein Zustand, in dem sich Konzentrationsfähigkeit und Leistungsbereitschaft erhöhen. In richtigen Maßen genossen, besitzt Stress eine höchst positive Wirkung und diesen positiven Stress sollte man in einer Krise nutzen, da er Energie und Bewegung bringt. Jeder, der in seinem Beruf täglich unter dem Einfluss von positivem Stress mehrere Stunden hochkonzentriert geistige Leistungen erbringt, weiß um diese motivierende Wachheit. Wenn Sie zurückdenken, erinnern Sie sich gewiss an Situationen, in denen Sie etwas (eine Arbeit, ein Projekt, eine Leistung ...) mit großem Elan bearbeitet haben und den damit verbundenen Stress positiv erlebten: Sie spürten und genossen Ihre gesteigerte Leistungsfähigkeit und Geschäftigkeit.

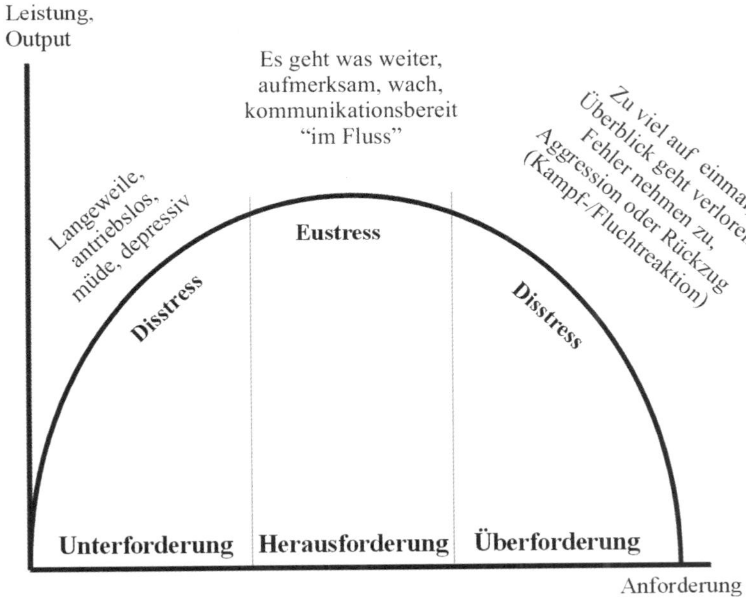

Abbildung 3: Positiver Eustress und negativer Disstress

In der Stresstheorie wird der positive Stress als Eustress und der negative Stress als Disstress bezeichnet. Dabei versteht man unter Eustress jenes Maß an Stress, das zur Gesunderhaltung des gesamten Organismus notwendig ist und unter Disstress den schädigenden Stress, der unser körperliches und seelisches Gleichgewicht auf Dauer stört und damit unseren Organismus schädigt. Positiv motivierende Herausforderungen werden demnach dem Eustress und Überforderungen dem Disstress zugerechnet.
Die Tatsache, dass Stress sowohl positiv als auch negativ sein kann, erinnert an das Salz in der Suppe. Ist sie zu wenig gesalzen, fehlt es an Geschmack, bei einem Zuviel ist die Suppe versalzen und nicht bekömmlich. Auf die richtige Dosierung kommt es an!
Die neue Gehirnforschung bietet wichtige Ergänzungen und untermauert Erkenntnisse der Stressforschung:

1. Stress entsteht durch Bewertung im Gehirn.
2. Dauerhafter Stress ist schädlich, das gilt auch für permanenten positiven Stress.

Erstrebenswert ist ein vernünftiges Abwechseln von Leistung und Pause, von positiven Energie- und Ruhephasen, von Aktivität und Meditation, denn beide Seiten sind wichtig.
Diese Erkenntnis findet sich in fernöstlichen Lehren und offenbart sich im Yin-Yang-Zeichen, welches die Wichtigkeit der Gegensätze zum Inhalt hat: Die Nacht kann nicht ohne den Tag existieren, das Weiblich nicht ohne das Männliche oder die Entspannung nicht ohne Anspannung.

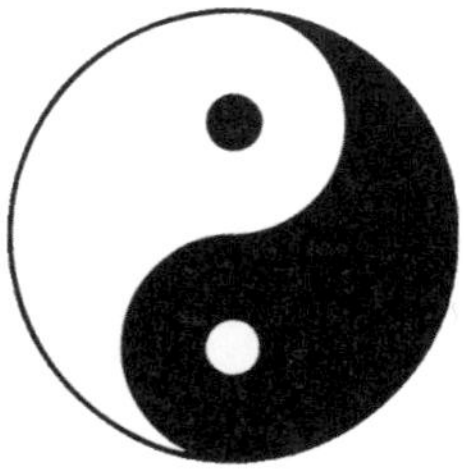

Abbildung 4: Yin-Yang

So werden beispielsweise im Yoga oder Chigong immer zwei Seiten berücksichtigt: Einfach dargestellt wird dem Körper mittels bestimmter Körperhaltungen etwas abverlangt, Muskeln werden angespannt und danach folgt die Entspannung. Im klassischen Hatha Yoga lässt sich das z. B. gut nachvollziehen. Diese bewährten asiatischen Lehren bieten hervorragende Unterstützung, um in Balance zu kommen und dem Stress, der während einer Krise entsteht, die Stirn zu bieten.

Erweitern Sie mithilfe des folgenden Arbeitsblattes gezielt Ihr Stressinventar.

Praxis-Arbeitsblatt: Individuelles Krisen-Stresscoaching

Folgendes persönliche Stressinventar hilft Ihnen dabei, individuelle Strategien zu finden, um mit Stress richtig umzugehen. Es empfiehlt sich, alles niederzuschreiben, da es hilfreich ist, die erlebte Situation in Schriftform vor sich zu haben: Man wird sich seiner inneren Muster besser bewusst und kann zudem später einen Blick auf die Notizen werfen und prüfen, was sich bereits verbessert hat!

Beantworten Sie für sich folgende Fragen: Wo ertappe ich mich selbst dabei, negativen Stress zu fördern? Auf körperlicher Ebene z. B. durch zu wenig Bewegung oder mangelhafte Atemkontrolle, auf geistiger Ebene z. B. durch zu viel Pessimismus und auf organisatorischer Ebene z. B. durch ein schlechtes Zeitmanagement.

Ursache	**Wann?/Wo?**	**Mit wem?**	**Stellenwert**

Ich spüre positiven Stress und Herausforderung:

Situation	**Wann?/Wo?**	**Mit wem?**	**Stellenwert**

Wenn ich die Notizen oben vergleiche, zeigen sich folgende Möglichkeiten:

Ich könnte fördern: +	**Ich könnte verringern:** –

Rufen Sie sich noch einmal in Ihr Bewusstsein, wie man mit gelungenem Stressmanagement in Krisen schnell wieder handlungsfähig wird:

- Geist: Das Leben bejahende positive Einstellung und gesunder Optimismus.
- Körper: Körperbewusstsein, gesunde Bewegung und Ernährung, Atmung, körpergerechter Ausgleichssport.
- Adäquate Anforderung und richtiges Zeitmanagement mit dem Ziel, Disstress zu verringern und Eustress zu fördern.

Schauen Sie Ihre Notizen nach einem Tag Pause nochmals an und entscheiden Sie, was Sie davon tatsächlich umsetzen werden. Womit beginnen Sie sofort und was müssen Sie schrittweise planen? Wie gehen Sie die Durchführung an und was wird Sie dabei unterstützen? Mit welchen Hindernissen müssen Sie rechnen und wie werden Sie diesen begegnen?

Ich werde umsetzen:

____

____

____

Nötige Konsequenzen:

____

____

____

Nun ist alles bereit – beginnen Sie sofort, es zu tun – just do it!

(Selbst-)Coaching von ☹ zu ☺

Wie die Untersuchung zahlreicher Erfolgspersönlichkeiten zeigt, bilden sich Erfolgsstrategien durch den richtigen Umgang mit Niederlagen. Erfolgreiche Menschen lernen aus Rückschlägen – ändern, was zu ändern ist, und wachsen an ihnen. Wie kommt man dahin? Worauf ist zu achten? Welche Gefahren lauern?

Die Vergangenheit würdigen – in die Zukunft blicken

Die Vergangenheit ist geschehen und man kann sie im Jetzt nicht verändern. Dennoch sehnen sich viele Menschen, die eine Krise durchmachen, danach, wieder zurück in die Normalität zu kommen. Dabei wünschen sie sich dorthin zurück, wo sie vor dem Rückschlag standen, denn das bedeutet für sie Normalität. Das ist nicht verwunderlich, war ja vor der Niederlage alles in Ordnung, angenehm und schön. Leider lässt sich die Zeit nicht zurückdrehen und es gibt keine Garantie, dass man nach der Krise alles genauso haben wird, wie davor. Es ist daher an der Zeit, von so manch Vertrautem aus der Vergangenheit Abschied zu nehmen.

> Besser ein Ende mit Schrecken als ein Schrecken ohne Ende.

Die schöne Zeit vor dem Tief muss dabei bestens gewürdigt werden und alle persönlichen Ressourcen, die man dabei hatte, sollte man sich bewusst machen, denn es ist wichtig, diese in der Zukunft zur Verfügung zu haben. Danach ist es an der Zeit, sich der Zukunft zuzuwenden. Auch wenn im Moment noch unklar ist, wohin der weitere Weg führt, ist sie die einzig sinnvolle Ausrichtung hin zu neuen Zielen, um neue Höhen zu entdecken und zu erklimmen. Nur in der Zukunft wird man neue Höhen finden können.

Abbildung 5 bis Abbildung 7 verdeutlichen dies:

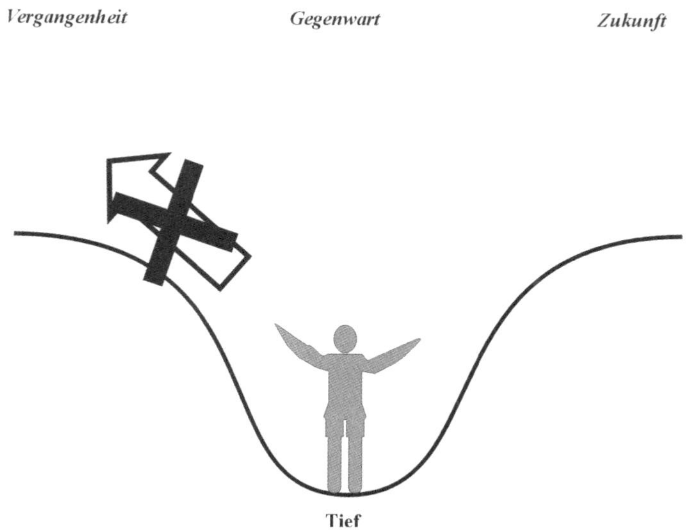

Abbildung 5: Falsche Richtung, um aus einer Krise zu kommen.

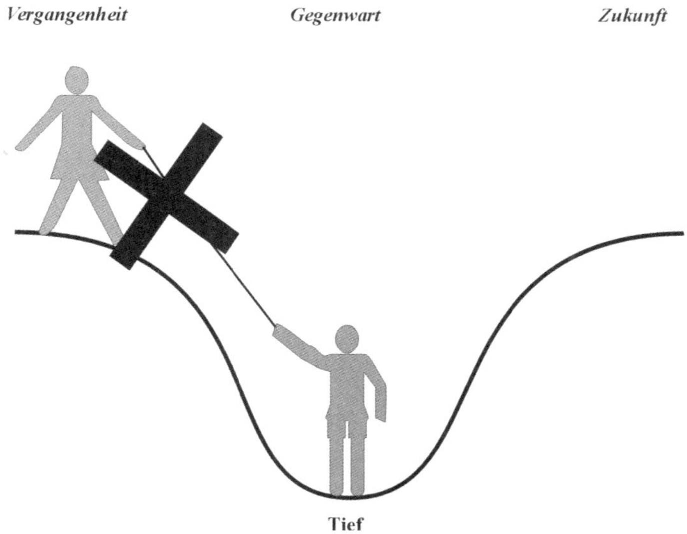

Abbildung 6: Falsche Unterstützung, um aus dem Tief zu kommen

Coaching-Tipp:
Eine qualifizierte Führungskraft oder ein Berater werden der Verlockung widerstehen, das Schwelgen in Erinnerungen oder das Wiederherstellen der Vergangenheit zu unterstützen. Das wäre höchstens als Gesprächseinstieg brauchbar und bringt sonst nur Stillstand und keinen Fortschritt. Lösungsorientierung bzw. Zukunftsorientierung ist daher die Devise. Wohin soll die Reise gehen? Was soll erreicht werden? Welche Ideen gibt es zur Lösung? Wie wird es gelingen?

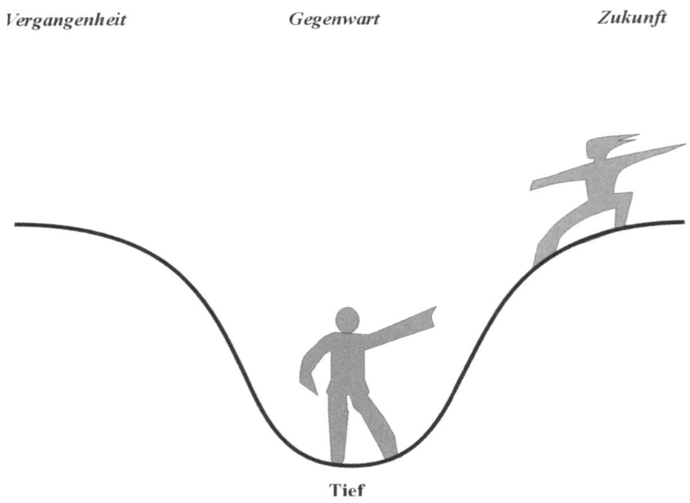

Abbildung 7: Hilfe, um den richtigen Weg aus der Krise zu finden

Um aus einem Rückschlag lernen zu können, muss man sich von der Vergangenheit lösen und den Weg in die Zukunft beschreiten, auch, wenn dies nicht immer leichtfällt.

„Man entdeckt keine neuen Weltteile, ohne den Mut zu haben, die Küsten aus den Augen zu verlieren."
(André Gide, franz. Schriftsteller; Literaturnobelpreis 1947)

Von manchen Vorteilen, die in der Vergangenheit existierten, wird man sich dabei verabschieden müssen, andere wird man in der Zukunft wiederfinden, vielleicht in veränderter Form. Etliches wird sich sogar verbessern und neue Vorteile werden sich auftun.

Lösungsorientiertes Coaching

Was lässt sich mit lösungsorientierter Begleitung leichter erreichen?

- Transformation von Rückschlägen in Erfolge.
- Fordern und Fördern der Persönlichkeit – Dosieren von Herausforderungen.
- Fokussierte persönliche Ziele leichter erreichen.

Ein guter Begleiter, eine Führungskraft oder ein Coach, fördert seinen Schützling und führt dessen Fokus zu Visionen und Zielen in der Zukunft. Er gibt Hilfe zur Selbsthilfe, ohne Antworten zu formulieren und begleitet seinen Coachee (= derjenige, der vom Coach betreut wird) mit Fragen und Denkanstößen auf elegante Weise beim Entwickeln von Lösungen. Nur wenn der Betroffene seinen Weg selbst findet und geht, kann er entscheiden, welche Route das sein soll. Volle Überzeugung und Begeisterung wird der Coachee nur für selbst Erarbeitetes entwickeln.
Lösungsorientierung bedeutet nicht Ratschläge zu geben, denn was für einen selbst gut ist, muss nicht für den Coachee gut sein. Außerdem würde man Gefahr laufen, in ein Spiel der Rechtfertigung einzusteigen, bei dem der Coachee dem Coach erklärt, warum der Ratschlag bei ihm nicht funktionieren kann. Oft zu Recht, denn der Begleiter wird nur eine Lösung aus seiner Welt, mit seinem eigenen Erfahrungsschatz empfehlen können und es ist sehr wahrscheinlich, dass die nicht eins zu eins für andere passt. Daher kommt der „inhaltsfreien Beratung" große Bedeutung zu. Das „inhaltsneutrale Coaching" hat sich in den letzten Jahren etabliert und in zeitgemäßes Leadership und moderne Mitarbeiterführung Eingang gefunden.

Wer sucht, der findet

Nun stellt sich nur noch eine Frage: Wo soll es hingehen? Eine neue Richtung zu finden, ist naturgemäß nicht immer leicht. Das muss aber nicht so sein, denn es gibt unzählige Möglichkeiten für das, was man im weiteren Leben anstrebt.

> Wer nicht weiß, wohin er will, darf sich nicht wundern, wenn er ganz woanders ankommt!
>
> (Marc Twain)

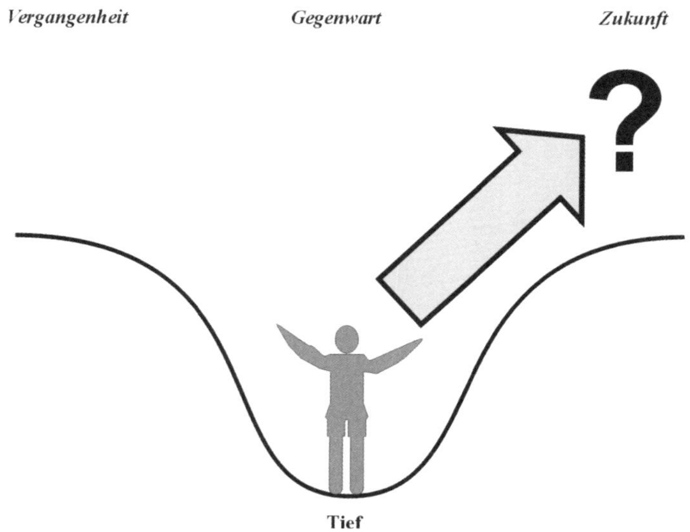

Abbildung 8: Den richtigen Weg aus der Krise suchen

Kreative Menschen werden sich leichter tun, aber mit der richtigen Einstellung kann jeder unzählig gute Ideen finden. Dabei hilft die innere Einstellung, ständig offen für alle denkbaren Möglichkeiten zu sein. Man nennt dies auch Möglichkeiten-Orientierung.
Das Gegenteil ist die Notwendigkeiten-Orientierung. Dabei wird die Aufmerksamkeit auf das gelenkt, was notwendig ist, um ein Ziel zu erreichen. Die Notwendigkeiten-Orientierung ist gut, wenn man bereits weiß, wo es hingeht. Solange aber das Ziel noch nicht klar ist, hilft die Notwendigkeiten-Orientierung wenig. Sie führt eher dazu, regungslos zu verharren, da mangels Ziel gar nicht ersichtlich ist, was notwendig ist.

> „Man muss vom Weg abkommen, um nicht auf der Strecke zu bleiben."
>
> (M. Schulte)

Deshalb ist die Möglichkeiten-Orientierung eine wichtige Basis für jede Suche nach einem Weg aus der Krise, für den man neue Ideen gewinnen möchte.

Neue Richtung – neue Ideen

Neben der soeben erörterten Möglichkeiten-Orientierung gibt es eine Vielzahl verstärkender Maßnahmen, um den Weg für neue Höhenflüge zu finden:

Checkliste: Was neue Ideen fördert/hemmt

Was fördert neue Ideen für den Weg aus der Krise?

- positive Umgebung;
- Neugier (=Gier nach Neuem);
- Wissbegierde;
- keine Angst vor Versagen/vor Fehlern;
- Offenheit für gute Ideen anderer (kein Neid);
- Humor und gute Stimmung;
- Entspannung, die es ermöglicht, sich gedanklich fallen zu lassen;
- Spiele und körperliche Bewegung;
- Irritation (sowohl positive als auch negative Irritation fördert Kreativität, da sie aus gewohnten Denkmustern herausreißt);
- Sauerstoff;
- Luftionisation (elektrische Ladungen der Luft, die auf die Biochemie des Gehirns wirken; bei Föhn und Wetterfühligkeit wirkt Luftionisation negativ, bei Sonne und angenehmen Temperaturen positiv);
- Freiheit von emotionalen Hemmungen und sozial-kultureller Intoleranz.

Was hemmt neue Ideen für den Weg aus der Krise?

- passive Haltung, Unbeweglichkeit, Intoleranz;
- Erfahrungen (einerseits sind Erfahrungen im Leben sehr wichtig, andererseits sind sie es, die neue Ideen verhindern; daher rührt auch der Spruch: Erfahrungen machen lernbehindert);
- Gruppendruck;
- Routine und Gewohnheit;
- Angst vor Misserfolg, Angst Fehler zu machen;
- Verhaltensprogramme und Denkmuster;

• einschränkende Sprache (wenn die Denkrichtung einseitig beeinflusst wird); • mangelndes Selbstwertgefühl; • Mangel an positivem Lebensgefühl; • ungeeignetes Umfeld; • schlechte Ernährung, schlechte Atmung.	

Nachdem Sie nun die Checkliste durchgelesen haben, ist es an der Zeit, neue Ideen für Wege aus der Krise zu finden. Wichtige Schritte dazu weist Ihnen das Arbeitsblatt auf der nächsten Seite.

Praxis-Arbeitsblatt: Ideen für den Weg aus der Krise

I. Gehen Sie die Checkliste „Was fördert neue Ideen für den Weg aus der Krise" nochmals aufmerksam durch und notieren Sie jene drei Punkte, die Sie bereits gut machen und jene drei Punkte, die Sie noch verbessern werden.

Gut mache ich bereits:

1.

2.

3.

Verbessern werde ich:

1.

2.

3.

Seien Sie sich jener Punkte bewusst, die Sie bereits gut machen. Diese Stärken sollten ein wichtiger Teil Ihres positiven Selbstwertgefühls sein und dieses fördern. Diese Stärken werden es Ihnen außerdem erleichtern, jene Dinge zu verwirklichen, die Sie verbessern wollen.

II. Lesen Sie nun auch jene Punkte „Was hemmt neue Ideen für den Weg aus der Krise" genau durch und entlarven Sie jene drei Fallen, bei denen die Gefahr besteht, dass Sie hineinstolpern.

Auf folgende Punkte muss ich aufpassen, sie sollen mir nicht (noch einmal) passieren:

1.

2.

3.

Behalten Sie diese Punkte wachsam im Auge und vermeiden Sie nächstes Mal, darauf hereinzufallen.

Von der Idee zum Ziel

Schlechte Nachrichten für alle kreativen Köpfe: Es reicht nicht, gute Ideen gefunden zu haben. Bleibt es bei den guten Ideen, ohne sie umzusetzen, wird man zum Träumer.

> Wer seine Träume verwirklichen will, muss zunächst einmal aufwachen.

Wie kommt man von einer guten Idee zur Verwirklichung? Nach der Ideenfindung, dem Sammeln, Ordnen und Ergänzen empfehlen sich die in der folgenden Übung dargestellten Schritte, um die Ideen zur Reifung und Umsetzung zu bringen. Konkret wird Ihnen die Übung bei der Ideenauswahl, der Planung und Ideenumsetzung helfen:

Praxis-Arbeitsblatt: Ideenauswahl, Planung und Umsetzung

Nehmen Sie alle gefundenen Ideen zur Hand und arbeiten Sie damit weiter, indem Sie folgende Fragen der Reihe nach beantworten:

1. Welche Möglichkeiten habe ich?

2. Welche Ideen kann ich verwirklichen? Wie kann ich diese verwirklichen? Welche sind realistisch/nicht realistisch?

3. Wo will ich überhaupt hin – was will ich ändern? Zielklärung (klare Definition, eventuell umformulieren).

4. Verbliebene Ideen ausgestalten, bewerten und Idee(n) auswählen.

5. Welche strategischen Überlegungen sind wichtig? Welche Strategie zur Umsetzung der Idee(n) wähle ich?

6. Welche Schwierigkeiten habe ich zu erwarten und wie werde ich damit umgehen?

7. Wann, wo, wie werde ich was tun? Was werde ich sehen, hören, denken, fühlen? Zielkonkretisierung: geistiges Zielbild und Gefühl, das im Ziel wirkt, als mentale Unterstützung entstehen lassen. (Weiterführende Erläuterungen zur Zielumsetzung finden Sie ab Seite 165.)

8. Umsetzung: Just do it!

Vollziehen Sie nach einem angemessenen Zeitraum die Kontrollphase:

Stellen Sie sich die Frage: „Was habe ich erreicht?"

Reale und emotionale Überprüfung des Erreichten.

Alles erreicht → sich selbst gratulieren und loben!

Noch nicht 100 % erreicht → neuer Einstieg bei Punkt 1. mit neuen Ideen.

Mit diesem Tool gelingt es hervorragend, eigene Gedanken zu ordnen und den Weg in die Zukunft strukturiert zu planen. Man kann sich damit sehr gut selbst helfen. Natürlich ist auch eine andere Person in allen Phasen eine großartige Hilfe, wenn sie den Suchenden zu Ideen anregt und inspiriert. Die beste Hilfe zur Selbsthilfe ist dabei eine erfrischende Irritation und „Befruchtung" durch jemand anderen, der wiederum der Versuchung widersteht, Ratschläge und eigene Lösungswege anzupreisen.

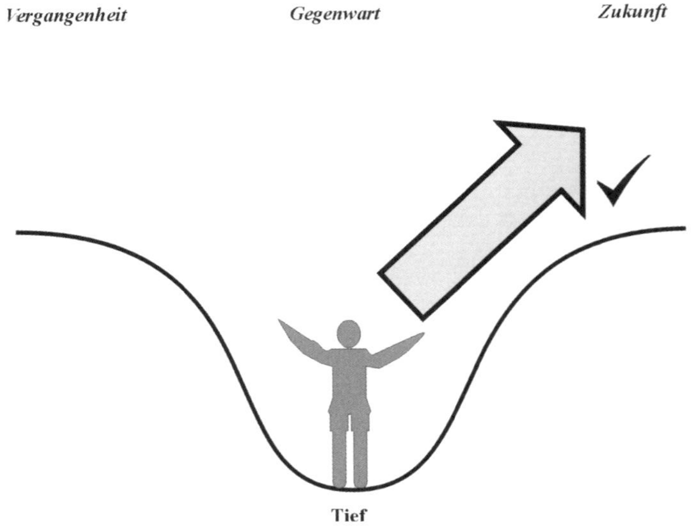

Abbildung 9: Den richtigen Weg aus der Krise gefunden

Vorsicht vor Ersatzkompensation

Ein Phänomen, das man alleine schwer bemerkt, ist ein psychischer Prozess, der sehr natürlich und durchaus auch heilsam ist: In einer Tiefphase nach einem Rückschlag sind viele Menschen dazu verleitet, sich abzulenken und den wahren Herausforderungen auszuweichen. Stattdessen werden Ersatzbefriedigungen probiert. Manche Ausweichmanöver können sich mitunter als positiv herausstellen, denn vielleicht findet der Betroffene dadurch neue Herausforderungen und neue Ziele im Leben. Andererseits können solche Ersatzhandlungen auch verhindern, den Weg in die Zukunft zu finden.

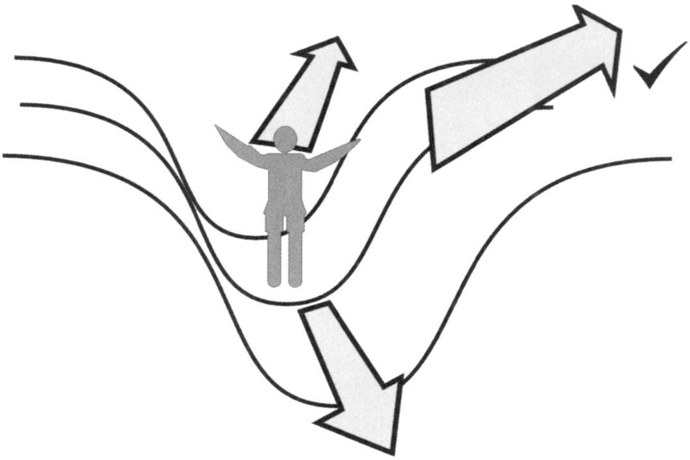

Abbildung 10: Neue Höhen finden, statt auszuweichen

Wenn jemand beispielsweise einen Rückschlag in der Partnersuche erleidet, so kann er dies sicher bis zu einem gewissen Grad dadurch kompensieren, dass er intensiv Sport treibt. Das Bedürfnis nach einem Partner wird dabei allerdings nicht befriedigt. Sicher, werden Sportbegeisterte einwenden, er könnte beim Sport einen geeigneten Partner kennenlernen. Dann hätte die Flucht in den Sport etwas Positives. Stimmt, doch es ist nicht gut, sich auf solche Zufälle zu verlassen. Schließlich hat ein passives Fluchtverhalten wenig Einfluss darauf, ob zufällig beim Sport ein neuer Partner auftaucht.

Es wäre ein aktiveres Vorgehen, wenn der Betroffene bewusst ein neues Hobby ergreifen würde, weil er weiß, dass er hier potenziellen neuen Partnern begegnen wird. Er muss dem Glück schließlich auch eine Chance geben: Wer kann schon auf einen Lottosechser hoffen, wenn er gar keinen Lottoschein ausgefüllt hat.

Noch mehr Erfolgschancen verspricht ein aktives Herangehen, bei dem der Suchende auf das Ziel zusteuert, das er erreichen möchte. Agieren statt zu reagieren, proaktiv statt reaktiv und proaktiv statt inaktiv heißt die Devise.

Es kann eine große Hilfe sein, wenn ein anderer dem Betroffenen einen Spiegel vor Augen hält, falls dieser zum Ausweichen tendiert. Der Blick von außen macht Dinge sichtbar, die einem sonst nicht aufgefallen wären. Das regelmäßige Einholen von Feedback ist daher ein unerlässliches Instrument für die eigene Entwicklung. Mehr dazu erfahren Sie im Kapitel „Vertrauen Sie in ihre eigene Kompetenz“ auf Seite 111 ff.

Arbeit mit emotionalen Zuständen

Der Umgang mit Gefühlen spielt eine zentrale Rolle in Krisensituationen. In der Rhetorik und Redekunst gibt es eine Situation, in der die emotionale Betroffenheit eine große Herausforderung ist: die Grabrede. Sachlich gesehen ist diese Ansprache keine Besonderheit, der Aufbau und die Struktur ist schnell erklärt. Schwierigkeiten bereitet die Gefühlsebene.

Vergleicht man diese rhetorische Herausforderung mit einer Krisensituation, gibt es Parallelen: Vieles erscheint ebenfalls logisch und sachlich klar, solange noch nichts passiert ist. Schwierig wird es erst, wenn die Niederlage passiert ist und man in die Krise schlittert.

Die folgenden Abschnitte beschäftigen sich daher ausführlich mit dem Management der Gefühle. Grundlage für die Arbeit an unseren Emotionen sind die folgenden vier emotionalen Zustände:

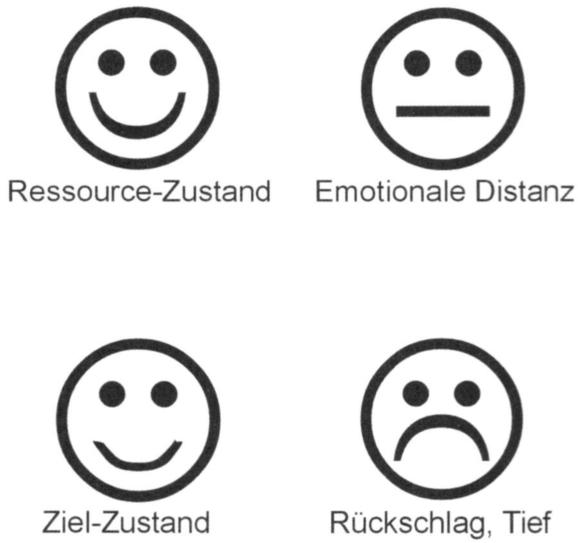

Abbildung 11: Die vier emotionalen Selbstwahrnehmungen

Der Ressource-Zustand

Der Ressource-Zustand ist die Quelle unserer Kraft. Ressource heißt: wach und kraftvoll sein, mit guter körperlicher und geistiger Energie. Wichtig für die Arbeit an Niederlagen ist ein passendes Ressource-Erlebnis, bei dem man sich im Vollbesitz seiner körperlichen und geistigen Kräfte befindet – beispielsweise die Erinnerung an etwas, das man gemeistert hat, eine Situation, in der man sich richtig gut gefühlt hat, und auf die man sich jetzt für einen Moment emotional vollkommen einlässt. Dadurch wird diese positive Energie und Emotion mental nutzbar. Hat man eine Auswahl mehrerer positiver Ereignisse, entscheidet man sich am besten für das emotional Stärkste.

Die emotionale Distanz

Die emotionale Distanz ist wichtig, um einen klaren Kopf zu haben und Dinge besser analysieren zu können. Daher bietet dieser Zustand viele Vorteile, wenn es gilt, aus unangenehmen Gefühlen, Konflikten und Stresssituationen auszusteigen. Nicht von Vorteil ist Distanz in angenehmen Momenten, z. B. in Liebe und Sexualität. Sind Menschen hier zu distanziert, versäumen sie so manch intensives emotionales Erlebnis. In Krisensituationen ist dieser Blick aus der Distanz sehr wichtig, um an der Analyse der Niederlage arbeiten zu können.

Emotionale Distanz erreicht man durch:

- Niederschreiben, aufzeichnen

  Etwas verbal oder in Bildern zu beschreiben, gibt einem die Möglichkeit, es aus einem distanzierteren Blickwinkel heraus zu betrachten, und so eine neue Perspektive einzunehmen.

- Vorteil-Nachteil-Listen

  Die Gegenüberstellung von Plus und Minus gibt einen Überblick über die negativen, aber auch die positiven Aspekte einer Situation, die man nicht übersehen darf. Sie hilft dabei, sich analytisch mit den Vor- und Nachteilen auseinanderzusetzen – sie gewissermaßen durch die „distanzierte Brille eines Wissenschaftlers“ zu betrachten. Auf diese Weise können selbst Gefühle analysiert werden.

- Mit anderen, die neue Sichtweisen aufzeigen, darüber reden

  Mithilfe eines guten Gesprächs die Perspektive einer anderen Person wahrzunehmen, ist sicher einer der besten Wege, um eine gesunde Distanz zu bekommen. Dabei sollte man aufpassen, eine lösungsorientierte Person zu finden, und nicht jemanden, der negative Stimmung durch Jammern und „Mittrauern“ fördert.

- Vertagen, einen Tag abwarten, darüber schlafen

  Eine zeitliche Distanz zu schaffen, führt auch zu emotionaler Entfernung und ist somit bei starken Gefühlen ein legitimes Verhalten, um klar denken zu können. Falls andere Personen von der zeitlichen Verschiebung betroffen sind, ist es empfehlenswert, seine Gefühle und Beweggründe auf den Tisch zu legen und danach das Gespräch verlässlich wieder aufzunehmen. (Z. B. „Entschuldige, meine Gefühle sind im Moment so aufgewühlt, dass ich eine Nacht darüber schlafen will, bevor ich etwas dazu sage. Ich werde morgen auf dich zukommen.")

- Räumliche Distanz, körperliche Bewegung

  Das reale sich Wegbewegen von einem Ort hilft ebenfalls, um Distanz in Gefühl und Geist zu schaffen. Für wichtige Gespräche, durch die Klarheit gewonnen werden soll, wird daher oft eine räumliche Entfernung fest eingeplant. Körperliche Bewegung unterstützt die Lösungsfindung, da sie geistige Bewegung fördert. Staatsmänner sieht man bei Abrüstungsgesprächen oft im Grünen nebeneinander spazieren gehen, und bei Innovationsprozessen in großen Unternehmen wählt der Moderator Methoden, die Bewegung erfordern – und sei es nur durch den gekonnten Einsatz einer Pinnwand, da die Teilnehmer immer wieder aufstehen und damit körperlich, geistig und emotional neue Standpunkte einnehmen müssen.

- Mentale Vorstellung, sich selbst zu beobachten

  Menschen, die sich sehr stark in negative Emotionen einlassen, sind dazu eingeladen, sich während eines Gefühlsausbruchs vorzustellen, sich selbst zu sehen. Man kann sich beispielsweise vorstellen, eine kleine Spinne zu sein, die an der Decke sitzt und nach unten blickt, und sich auf diese Weise selbst beobachten. Eine weitere einfache Möglichkeit wäre, sich selbst wie in einem Kino zu betrachten. Anschließend bietet es sich an, der folgenden Empfehlung zu folgen:

- Sich selbst fragen, was man hier tut und bewirkt

  Fragen versachlichen und lenken die Gedanken zu den Folgen des eigenen Handelns:

  - Was mache ich hier?
  - Was bewirke ich mit meinem Verhalten?
  - Ist das hilfreich?
  - Bringt es mich weiter?
  - Was würde mir helfen?
  - Welches Verhalten wäre besser?

- „In den Schuhen des anderen“

  Die Perspektive einer anderen Person einzunehmen, ist eine spezielle Form der Selbstbetrachtung. Insbesondere dann, wenn man meint, eine andere Person hat mit dem Ganzen zu tun, ist es sinnvoll, die Krise und sich selbst aus den Augen dieses Menschen zu betrachten. Stellen Sie sich dabei vor, der andere zu sein und wahrzunehmen, wie Sie sich selbst gegenüberstehen. Überlegen Sie dann, was Sie selbst als der andere empfinden würden. Zusätzlich können Sie folgende Fragen für sich beantworten:
  - Was mache ich aus der Sicht des anderen?
  - Was bewirke ich mit meinem Verhalten ihm gegenüber?
  - Ist das hilfreich?
  - Bringt es uns weiter?
  - Was würde uns helfen?
  - Welches Verhalten wäre besser?

Der Zielzustand

Der Zielzustand beschreibt den Moment, an dem man sein Ziel erreicht hat. Gefühle und Gedanken beim Erreichen des Ziels stehen hier im Vordergrund. Dazu stellt man sich mental vor, sein Wunschziel bereits erreicht zu haben. Sich das Ziel als gedankliches Zielbild vorzustellen, ist eine wichtige Hilfe auf dem Weg zur Verwirklichung eigener Wünsche. Nur wenn man weiß, wo man hin möchte, wird man dort ankommen können.

Der Rückschlag

Der Rückschlag, die Krise, das emotionale Tief, der Moment mit Ärger, wenig Energie und geringes Selbstvertrauen ... Man wünscht sich nichts sehnlicher, als hier wieder herauszukommen. In weiterer Folge ist das Tief zwar ein Auslöser für neue Entwicklung und neues Lernen, doch das ist einem normalerweise im Moment der Niederlage egal. Erst durch den richtigen Umgang mit dieser Situation wird man an ihr wachsen können.

Ressourcen für neue Ziele

Jemandem, der die vier emotionalen Zustände verstanden hat, fällt es wesentlich leichter, sein Ziel zu erreichen. Um nicht in den negativen Gefühlen des Rückschlages stecken zu bleiben, hilft es – wie oben bereits beschrieben –, eine Position der Distanz einzunehmen. In dieser

Position fällt es leichter, den Überblick zu behalten und das Wesentliche zu erkennen.
Wem es gelingt, sich aus der emotionalen Distanz in die Position des Ziels hineinzuzoomen, wird sich der Prozesse, die zu einer Lösung führen, wesentlich besser bewusst werden. Je nach Stärke des Rückschlages ist es für den Betroffenen vorteilhaft, wenn er dabei von einem Begleiter unterstützt wird.

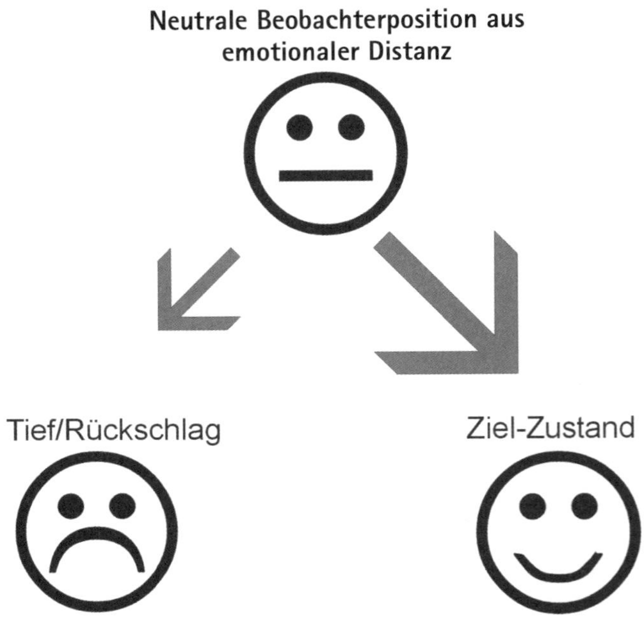

Abbildung 12: Selbstanalyse aus der Distanz

Um resilient aus der Krise zu steuern, ist die Antwort auf die Frage, welches Ziel der Betroffene hat und welche Ressourcen er benötigt, wesentlich.

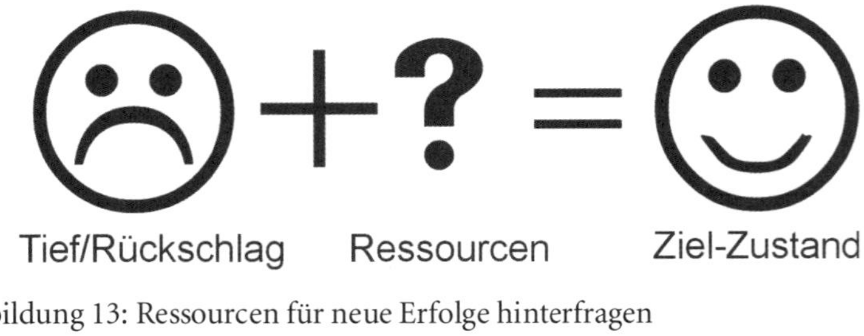

Abbildung 13: Ressourcen für neue Erfolge hinterfragen

Welche Ressourcen unterstützen Resilienz auf dem Weg zum Ziel? Daryl R. Conner untersuchte Resilienz im Zusammenhang mit dem Management von Veränderungen und beschreibt folgende Ressourcen, die sich bei erfolgreichen Menschen als besonders wichtig erwiesen haben:

- Positiv: Selbstvertrauen und Optimismus, dass das Leben voller Möglichkeiten ist.
- Fokussiert: Ein klares Ziel und die Fähigkeit, sich auf dieses zu konzentrieren.
- Flexibel: Ideenreichtum und Spontaneität, um auf Unvorhergesehenes angemessen zu reagieren.
- Organisiert: Strukturiertes Planen und Handeln.
- Proaktiv: Die Initiative ergreifen statt zu klagen, was alles nicht geht.

Über welche resilienzfördernde Ressourcen verfügen Sie bereits? Welche sollen gestärkt werden? Sehen Sie dazu das Arbeitsblatt auf der folgenden Seite.

Praxis-Arbeitsblatt: Ressourcen für Resilienz

Welche Ressourcen haben Sie bereits, welche brauchen Sie noch und welche werden Sie gezielt verstärken?

Positiv

Gut mache ich bereits: | Verbessern möchte ich:

Fokussiert

Gut mache ich bereits: | Verbessern möchte ich:

Flexibel

Gut mache ich bereits: | Verbessern möchte ich:

Organisiert

Gut mache ich bereits: | Verbessern möchte ich:

Proaktiv

Gut mache ich bereits: | Verbessern möchte ich:

Was sich hinter dieser Methode verbirgt, nennt sich Bewusstmachung und Aufmerksamkeitslenkung. Die Persönlichkeitsentwicklung arbeitet in hohem Maße mit diesem Vorgehen, das sich durch Einfachheit und Effizienz auszeichnet. So kann beispielsweise ein Pessimist schrittweise mehr Optimismus aufbauen, indem er seine Aufmerksamkeit regelmäßig auf die positiven Dinge lenkt. Es geht ganz einfach, man muss es nur tun und dabeibleiben.

Praxis-Tipp:

Damit man nicht nach einiger Zeit Gefahr läuft, auf die Aufmerksamkeitslenkung zu „vergessen", weil sich wieder alte Muster einschleichen, sollte man sich mittels Symbolen oder Schlüsselwörtern kleine „Erinnerer" basteln: Das können z. B. Hilfsmittel sein wie der Text „Sei positiv" als Begrüßung am Mobiltelefon, Smileys auf Haftnotizen an passenden Orten, der Slogan „Anpacken statt jammern" als Bildschirmschoner des Computers oder Ähnliches.

In fünf Schritten erfolgreich durch Rückschläge

Sie haben bereits viele Bausteine kennengelernt, die zum Arbeiten an akuten Krisen geeignet sind. Der folgende Abschnitt vereint diese Bausteine und beschreibt konkret fünf Schritte, die von der Krise zu neuen Höhenflügen führen.

1. Niederlage eingestehen
2. Chancen erkennen
3. Rückschlag aufarbeiten
4. Ich-Stabilisierung
5. Neue Siege programmieren

Diesen Krisen-Masterplan kann man von erfolgreichen Personen übernehmen und für sich individuell anpassen – um Rückschläge in Erfolge zu transformieren. Die Phasen sind so aufbereitet, dass man selbst gefordert ist und nicht einfach das Verhalten anderer kopiert.

Fordern Sie sich und Sie fördern sich.

Dieser Leitfaden eignet sich auch hervorragend für Coaches, Trainer sowie Führungskräfte, die ihre Mitarbeiter begleiten.

1. Niederlage eingestehen

Der erste Schritt ist, sich den Rückschlag und die daraus resultierende Krise einzugestehen. Auch wenn Verdrängen bequemer wäre, muss man damit beginnen, sich der Krise zu stellen. Das bedeutet, zu den Gefühlen zu stehen und über sie zu sprechen – auch im Detail – mit Freunden, Wohlgesonnenen Menschen, einem Coach ... Wenn es hilft und für den Moment gut tut, kann man auch klagen, schreien, weinen, den Ärger herauslassen oder Selbstgespräche führen.

Gefühle bei Niederlagen

Folgende Gefühle bzw. Gedanken sind ganz natürlich:

- aufgeben
- hinschmeißen
- ohne mich
- aussteigen
- machtlos
- demotiviert
- niedergeschmettert
- enttäuscht
- gedemütigt

Diese Gefühle sind normal und sollten kontrolliert zugelassen werden. Anschließend beginnt man Schritt für Schritt damit, seine Gefühle wieder zu lenken, indem man die eigene Wahrnehmung bewusst hin zu positiven Aspekten steuert. Man richtet den Blick zum richtigen Zeitpunkt wieder nach vorne und lenkt die Gefühle vom Bauch zum Kopf, um sachliche Klarheit zu gewinnen.

2. Chancen erkennen

Ist der erste Schmerz überwunden, kann man bereits damit beginnen, darüber nachzudenken, wofür diese Krise gut sein könnte. Vielleicht bietet sich eine Gelegenheit, die es vor der Niederlage nicht gab. Rückschläge sind ein guter Anlass für persönliche Änderungen und können in diesem Zusammenhang eine Chance sein. Es hängt davon ab, ob man dies zulässt. Blickt man auf vergangene Krisen zurück, weiß man sehr genau, was man daraus gelernt hat und wofür die Krise letztlich gut war. Bei einer gegenwärtigen Niederlage liegt das häufig nicht so nahe.

Möglichkeiten erkennen durch andere Blickwinkel

Die Einengung der Wahrnehmung im Moment eines persönlichen Tiefs erschwert es, positive Auswirkungen zu erkennen oder überhaupt in Erwägung zu ziehen, dass es eine positive Seite geben könnte. Wie bereits vorher beschrieben, eröffnet jedoch gerade die Krise eine Chance zur Verbesserung.

Die Transaktionsanalyse spricht bei einem bewussten Perspektivenwechsel von der Redefinitions-Transaktion, neurolinguistisches Programmieren spricht von Reframing, andere Theoriegebäude benutzen ähnliche Bezeichnungen. All diese Ansätze haben die Chancen erkannt, die in neuen Sichtweisen stecken, und bieten ein Umdeuten von negativ bewerteten Erlebnissen an. Eine neue Wahrnehmung bewirkt neue Denkweisen und damit neue Lösungen.

Dieses Potenzial anzuzapfen, ist das Ziel der im Folgenden vorgestellten Übungen.

Übung: Lösungsorientiertes Fragen

Die folgenden Fragen eröffnen neue Blickwinkel für Lösungen oder neue Wege. Fragen Sie sich nach einer Niederlage:

Was ist wirklich passiert?

Es ist die Welt zusammengebrochen – doch die Welt existiert noch. Man empfindet im Moment nach der Niederlage alles als negativ. Diese Frage hilft dabei, zu rationalisieren und sich klarzumachen, wo man jetzt wirklich steht. Um Verallgemeinerungen zu vermeiden, kann man sich zusätzlich folgende Frage stellen:

Was konkret ist passiert – im Detail?

Zur Analyse ist es wichtig, zu erkennen, was tatsächlich passiert ist und was nicht. Zur Relativierung des Schadens bzw. der Schadenshöhe lautet die geeignete Zusatzfrage:

Was hätte schlimmstenfalls passieren können?
Im Moment großer Emotionen empfindet man das Geschehene als sehr dramatisch. Diese Frage hilft, den Rückschlag in einem größeren Zusammenhang zu sehen und zu relativieren.

Der wichtigste Fragetypus lenkt die Aufmerksamkeit auf Lernchancen, die sich aus dem Geschehenen ergeben:

Wofür ist das eine Chance?

Wofür ist das gut?

Wofür ist das eine Gelegenheit?

Oder man lenkt die Aufmerksamkeit auf das größere Ganze und fragt sich:

Was ist mir im Leben wirklich wichtig?
Bei dieser Frage wird die Aufmerksamkeit in eine neue Richtung gelenkt, die für den Betroffenen wichtig ist, um sich weiterentwickeln zu können.

Wenn es trotz dieser Fragen noch nicht auf zufriedenstellende Weise gelingt, die Gedanken aus dem Sumpf der negativen Emotionen zu lösen, bietet sich folgende Übung an. Sie hilft dabei, emotionale Distanz zu gewinnen: Versetzen Sie sich in jemand anderen hinein, der es gut mit Ihnen meint.

Übung: Neue Blickwinkel

1. Wählen Sie für die Übung gedanklich eine Person, die es gut mit Ihnen meint, und mit der Sie eine von Grund auf positive Zuneigung vereint. Stellen Sie sich kurz vor, dieser Mensch zu sein, und versetzen Sie sich ganz in ihn hinein.

2. Beantworten Sie in der Rolle dieser Ihnen wohlgesonnenen Person folgende Fragen. Ihre Antworten sollten lösungsorientiert und nützlich sein (Bitte unbedingt schriftlich festhalten):

   In welchem größeren Rahmen in der Zukunft kann eine solche Erfahrung einen positiven Wert haben?

> Gibt es einen Zusammenhang, in dem dieses Erlebnis sogar hervorragend wäre?
>
> Welcher andere Aspekt kann durch diese Krise noch vorteilhaft sein?
>
> Was kann man aus diesem Rückschlag lernen?
>
> 3. Seien Sie wieder Sie selbst und lesen bzw. hören Sie gedanklich, was die Person, die es gut mit Ihnen meint, auf obige Fragen antwortet.
>
> Was davon kann Ihnen nützen, was wollen Sie mitnehmen?
>
> Was fällt Ihnen noch ein, das Ihnen weiterhilft, um die Krise dahingehend umzudefinieren, dass sie zum Ausgangspunkt für neue Erfolge wird?

3. Rückschlag aufarbeiten

Durch die vorherigen Übungen konnten Sie bereits eine emotionale Distanz gewinnen – eine günstige Voraussetzung für den folgenden dritten Schritt: Nun wird der Rückschlag analysiert. Möglichst große Objektivität erreicht man durch Rationalisieren. In Verbindung mit den lösungsorientierten Chancen-Fragen und dem Einnehmen neuer Blickwinkel unterstützt dies die Klarheit beim Denkprozess.

Rationalisieren

Damit man aus der Situation konkrete Lehren für die Zukunft ziehen kann, geht man logisch vor. Um das zu erreichen, ist es wichtig,

- die Ursachen für die Krise nicht im Persönlichen zu suchen,
- die sachlichen Gründe zu finden sowie
- den Sachverhalt objektiv zu beschreiben und Sachvokabular zu verwenden.

Analyse

- Analyse des Planes:

  Gab es einen Plan?

  War der Plan gut und durchdacht?

  War der Plan brauchbar?

  Passte der Plan zum Ziel?

- Analyse des Zieles:

  Gab es ein Ziel?

  War das Ziel zu hoch?

War das Ziel zu niedrig?
War das Ziel klar?
War es zu verschwommen?

- Analyse des Lohns:
  Gab es einen Lohn?
  War der Lohn zu gering?
  War er nicht attraktiv?

- Analyse der Durchführung:
  War die Vorbereitung ausreichend?
  Hätte irgendetwas noch ausführlich trainiert werden sollen?
  Stimmte die Qualität?
  Passte der Output?
  Hätte die Effizienz noch verbessert werden können?
  War Werbung und Marketing angemessen – hat man sich oder die Sache gut verkauft?

- Analyse der Änderung:
  Was muss geändert werden?
  Wenn die Krise nicht mehr sein soll,
  - müssen folgende Änderungen durchgeführt werden,
  - muss bestimmtes Know-how erworben werden,
  - muss das Potenzial X noch aufgebaut werden,
  - sollte jene Kompetenz erlernt werden …

4. Ich-Stabilisierung

Nach diesem sachlich orientierten Schritt müssen wir uns nun um die eigenen Emotionen kümmern. Es wurde bereits darauf hingewiesen, dass der Umgang mit negativen Gefühlen die wesentliche Herausforderung nach einer Krise ist. Daher ist eine Stärkung der positiven Gefühle und des Selbstwertgefühls grundlegend, bevor man neue Erfolge ansteuern kann. Ein entscheidender Schritt dafür ist die Stärkung des Glaubens an die eigenen Fähigkeiten und Fertigkeiten.

> Wie sollen die anderen merken, dass man gut ist, wenn man selbst nicht daran glaubt?

Das Selbstwertgefühl ist ein Schlüsselfaktor unseres eigenen Potenzials und unserer persönlicher Stärken. Er lässt uns die eigene Person und die Umwelt wie durch einen Filter wahrnehmen, der sowohl positiv als auch negativ sein kann. Er wirkt direkt auf die Meinung, die wir von uns selbst haben und auf die Art und Weise, wie wir mit unseren Mitmenschen umgehen.

Übung: Selbstwertgefühl stärken

Nehmen Sie sich für diese Übung bitte ein Blatt Papier zur Hand. Schreiben Sie fünf Minuten lang alle positiven Eigenschaften, die Ihnen von sich einfallen, nieder (möglichst detailliert):

Alle meine positiven Eigenschaften:

....

....

....

....

....

Ein hohes Selbstwertgefühl ist nichts anderes als sich selbst wertvoll zu erleben. Diese Liste, die Sie laufend erweitern und ergänzen sollten, hilft Ihnen dabei, sich selbst hohen Wert beizumessen. Insbesondere im deutschen Sprachraum ist es wichtig, sein Selbstwertgefühl zu stärken, da Deutschsprachige ohnehin dazu neigen, sich unter ihrem Wert zu verkaufen. Unsere Sprache verrät dies mit so typischen Floskeln wie: „Dafür brauchst du mich nicht zu loben, das war ja nichts Besonderes“, „das ist mir nur zufällig gut gelungen, eigentlich war das noch nie meine Stärke“ oder „bitte mach du das, ich bin zu unfähig dafür“.

Besonders wichtig ist der eigene Wert nach einem Rückschlag, da man dann dazu neigt, alles durch die dunkelgraue „Krisen-Brille“ generalisierend negativ zu sehen. Halten Sie Ihre positiven Eigenschaften in

Ehren und erinnern Sie sich immer an diese Stärken. Folgende Übung hilft, die eigenen Stärken wirkungsvoll zu verankern.

Übung: Positive Affirmationstechnik

Affirmation bedeutet Verstärkung und Bekräftigung. Affirmationen finden sich in vielen Religionen, in denen durch Gebete oder Mantras eine verstärkende Wirkung von Glaubensinhalten angestrebt wird. Affirmationen haben einen beschwörenden Charakter, der sich durch Wiederholung des Gesagten ausdrückt. Wir werden diese Technik nutzen, um unser Selbst positiv zu festigen.

Für die Stärkung Ihres Selbstwertgefühls sehen Sie bitte die soeben erstellte Liste nochmals durch und wählen Sie alle positiven Eigenschaften aus, die Sie bekräftigen wollen.

Setzen Sie dann eine positive Eigenschaft nach der anderen in folgenden Satz ein:

Ja, ich bin ....!

Sagen Sie den Satz drei Mal laut. Wiederholen Sie ihn danach noch etliche Male innerlich. Sie sollten die Aussage so stark verinnerlichen, dass Ihnen dieser Satz auch dann in den Sinn kommt, wenn Sie in einem Tief stecken und Sie ihn brauchen, um aus diesem Tief herauszukommen.

Im zweiten Satz verwenden Sie die gleiche Eigenschaft nochmals, fügen jetzt aber eine Begründung hinzu und wiederholen ihn danach wieder einige Male innerlich.

Ja, ich bin.., weil ....

Ja, ich bin.., indem ich...........................

Ja, ich bin.., obwohl ich ....

Zum Beispiel:

Ja, ich bin kreativ.
Ja, ich bin kreativ, weil ich immer viele gute Ideen habe.
Ja, ich bin kreativ, indem ich Freunden innovative Impulse gebe.
Ja, ich bin kreativ, obwohl ich mich manchmal unter meinem Wert verkaufe.

Dies ist bereits eine einfache Form von mentalem Training. Mehr dazu erfahren Sie im Kapitel „Mentale Kraft für neue Erfolge" auf Seite 85 ff.

5. Neue Erfolge programmieren

Nachdem wir die Niederlage aufgearbeitet, neue Sichtweisen gewonnen und unser Selbstwertgefühl gestärkt haben, steht zukünftigen „Siegen" nichts mehr im Weg. Unsere zukünftigen Erfolge programmieren wir, indem wir eine positive Einstellung entwickeln und an unseren Zielen konkret arbeiten.

Positive Einstellung für neue Erfolge

Die positive Einstellung drückt sich aus:

- im positiven Denken,
- im zuversichtlichen Sprechen,
- im „sich selbst vertrauen" und „selbst-bewusst sein",
- im Auftreten und der Körpersprache (Haltung, Gestik, Mimik – das Lächeln der Sieger).

Die positive Einstellung für neue Erfolge erreichen wir durch:

- Positive Wahrnehmung und optimistisches Denken

  Denken Sie bitte an das sprichwörtliche Glas, das der eine als halb voll und der andere als halb leer wahrnimmt. Das Glas bleibt das Gleiche, die Wahrnehmung ist eine andere. Erfreulicherweise kann man die eigene Wahrnehmung lenken und ist nicht Opfer einer vorgegebenen oder ererbten Grundwahrnehmung. Probieren Sie es aus und beobachten Sie beim nächsten Spaziergang ganz bewusst alles Positive. Damit ist nicht gemeint, dass man zu einem Immer-alles-positiv-Esoteriker werden muss, sondern nur, dass man, wenn man die Wahl hat, das Positive bevorzugen soll.

- Zuversichtliche Emotionen und Entschlossenheit:

  Die Gefühle, die sich auf dem Weg zu einem neuen Ziel einstellen, können durchaus von einer gewissen Unsicherheit geprägt sein. Das ist gut so, denn das zeigt, dass das Ziel nicht zu niedrig gewählt wurde und es eine Herausforderung darstellt. Abgesehen davon soll man realistisch, entschlossen, jedoch frei von Druck an die Sache herangehen und das Beste geben. Würde man sich suggerieren, man erreiche das Ziel sicher, wäre die Enttäuschung groß, wenn es nicht klappen würde. Man würde sich selbst unter hohen Druck setzen, was kontraproduktiv ist, da dies zu Verkrampfung führt.

  Gut wäre es hingegen, seine Stärken locker und fließend einzusetzen, um die volle Leistungsfähigkeit zu entfalten. Insofern ist die Zuversicht, dass man das Beste geben wird, die wohl beste Emotion, die man wachrufen kann. Vergleichbar mit einem Tennisprofi, der sich zuversichtlich sagt: „Ich bin vorbereitet, ich habe trainiert, ich kann das gewinnen, ich will das gewinnen, ich werde kämpfen und mein Bestes geben." – frei von Druck, locker und doch entschlossen und voller Zuversicht.

- Ideenreichtum und Flexibilität:

  Auf dem Weg zu neuen Erfolgen können Hindernisse auftauchen, mit denen man nicht gerechnet hat. Flexibilität ist hier wichtig und kann sogar dazu führen, dass ein neues – höheres – Ziel gefunden wird. Erinnern Sie sich an Sir Alexander Flemming (siehe Seite 18), der gerade durch seine Flexibilität, mit der er auf die Rückschläge während seiner Forschungsarbeit reagiert hatte, eine der größten Entdeckungen in der Medizin machte.

- Vorstellung und bildhaftes Hineinversetzen ins erreichte Ziel:

  Der Weg zu einem neuen Ziel verlangt nach konsequentem und diszipliniertem Handeln, wobei es nicht immer leicht ist, die Motivation dafür zu finden. Ein einfacher Trick, um am Ball zu bleiben, ist, sich bildhaft vorzustellen, man habe das Ziel bereits erreicht. Voraussetzung dafür ist ein realistisches Ziel. Indem man sich bildhaft vorstellt, wie es sich anfühlt, das Ziel bereits erreicht zu haben, fällt es leichter, sich aufzuraffen und mit der Arbeit zu starten.

  Probieren Sie es aus. Wählen Sie dafür ein einfaches Ziel, das Sie erreichen wollen. Schließen Sie für einen Moment die Augen. Stellen Sie sich vor, wie es sich anfühlt, das Ziel erreicht zu haben. Nehmen Sie wahr, was Sie am Ziel sehen, hören und fühlen. Freuen Sie sich, am Ziel angelangt zu sein. Das alles wird die Belohnung für den Aufwand sein und diese Vorstellungen werden Ihnen die Kraft dazu geben, durchzuhalten.

- Gute Kommunikation und soziale Nähe:

  Ein gutes Umgehen mit sich selbst und anderen ist ein wichtiger Baustein, um neue Erfolge zu erreichen.

> Man muss sich selbst mögen, damit man andere mögen kann.

Da wir als soziale Wesen die Zuneigung anderer brauchen, wäre ein einsames Erreichen der eigenen Ziele nicht erstrebenswert. Viel

Geld zu haben und als einsamer Wolf an der Spitze der Hierarchie zu sitzen, soll hier nicht mit Erfolg gleichgesetzt werden. Erfolg bedeutet, dass man glücklich mit dem Erreichten ist, zufrieden ist, eine innere Harmonie spürt und all das mit jemandem teilen kann.

Sich selbst die richtigen Ziele stecken zu können, ist entscheidend, um neue Erfolge anzusteuern und umzusetzen. Was den Unterschied zum Träumen ausmacht und wie man Ziele richtig formuliert, lesen Sie ab Seite 164.

Nach der Krise – Kraft für den Neustart sammeln

Ein Rückschlag und die danach folgende Krise ist kein Grund, um in eine Depression zu schlittern. Ganz im Gegenteil. Eine solche Phase ist die beste Zeit, um innezuhalten, seinen Standort zu bestimmen, den eigenen Kurs anzupassen und Kraft zu tanken.

Die Krisenzeit nutzen

Nach einem Rückschlag lässt man meist viel zu viel Zeit sinnlos verstreichen, anstatt sie zu nutzen. Wenn alles in seinen gewohnten Bahnen verläuft, hat man im Leben sowieso kaum den Raum, um seinen Standort zu bestimmen bzw. einen Ist-Soll-Abgleich zu machen. Zu sehr ist unsere Epoche von Zeitmangel und Stress geprägt.

> Die Zeit ist das einzige Gut auf der Welt, das gerecht verteilt ist – jeder hat täglich vierundzwanzig Stunden zur Verfügung. Und dennoch haben die einen zu wenig Zeit und die anderen zu viel ...

Weiter oben wurde bereits erläutert, dass etliche Krisen zu einem Zeitgewinn führen, da etwas, wofür Zeit investiert wurde, nicht mehr vorhanden ist. Nutzen Sie daher die Zeitressourcen, die Sie in der Krise gewinnen, für eine Selbstreflexion. Wie ist das mit Ihrer Zeit? Wofür nutzen Sie die vierundzwanzig Stunden, die jeder jeden Tag zur Verfügung hat? Wie gut bringen Sie Aspekte wie Kraft tanken und das Verwirklichen neuer Ziele unter?

Mithilfe des folgenden Arbeitsblatts werden Sie genauer einschätzen können, wofür und wie Sie Ihre Energie und Zeit bisher einsetzen.

Praxis-Arbeitsblatt: Persönliche Zeit und Energie

1. Betrachten Sie eine typische Woche Ihres Lebens.

2. Notieren Sie auf einer Liste, wofür Sie in einer durchschnittlichen Woche Zeit brauchen. Vergessen Sie den Schlaf nicht, auch Ihr Ruhebedürfnis „kostet" Zeit:

   1. ______________________________

   2. ______________________________

   3. ______________________________

   4. ______________________________

3. Tragen Sie Ihre Tätigkeiten in den untenstehenden Kreis ein, der eine Woche darstellt (eine ganze Woche = 168 Stunden; ein Viertel des Kreises sind daher 42 Stunden):

Fragen Sie sich anschließend:

1. Ist zu wenig oder zu viel Zeit vorhanden?
2. Falls zu viel Zeit vorhanden ist – was ist mit der restlichen Zeit?
3. Was ist mir persönlich wichtig/was macht mir Freude?
4. Was kostet mich Energie/was bringt mir Energie?
5. Was sind die Konsequenzen daraus – wie hätte ich es gern? Wenn Sie möchten, zeichnen Sie einen zweiten Kreis: Ihren Wunschzeitkreis.
6. Was müsste ich ändern/was werde ich ändern?

Kein Platz für die wichtigen Dinge

Bei der Planung Ihrer zukünftigen Zeitstrukturierung sollten Sie die großen Dinge zuerst bedenken, sonst laufen Sie Gefahr, später keinen Platz mehr für sie zu finden, weil Ihr Terminplan bereits mit vielen Kleinigkeiten gefüllt ist. Folgende Geschichte verdeutlicht dies anschaulich:

Ein bekannter Trainer wurde eingeladen, um für eine Gruppe von vierzehn hochrangigen Managern einen Vortrag über sinnvolle Zeitplanung zu halten. Der Vortragende hatte nur eine Stunde Zeit, sein Wissen zu vermitteln. Zuerst musterte er alle Teilnehmer dieser Elitetruppe. Danach startete er.

Er zog einen großen durchsichtigen Behälter unter seinem Pult hervor und stellte ihn vorsichtig vor sich hin. Dann holte er etwa ein Dutzend faustgroßer Kieselsteine hervor und legte sie sorgfältig in den großen Behälter. Als dieser bis an den Rand voll war und kein weiterer Kieselstein mehr darin Platz hatte, blickte er langsam auf und fragte seine Zuhörer: „Ist der Krug voll?" – und alle antworteten: „Ja!"

Dann verschwand er erneut unter dem Tisch und holte einen mit Kies gefüllten Becher hervor. Sorgfältig verteilte er den Kies über die großen Kieselsteine und schüttelte dann etwas. Der Kies verteilte sich zwischen den großen Kieselsteinen bis auf den Boden des Kruges.

Der Trainer blickte erneut auf und fragte sein Publikum: „Ist der Krug voll?"

Dieses Mal begannen, seine schlauen Teilnehmer die Darbietung zu verstehen. Einer von ihnen antwortete: „Wahrscheinlich nicht." „Gut", antwortete der Vortragende. Er verschwand wieder unter seinem Pult und holte einen Eimer Sand hervor. Vorsichtig kippte er den Sand in den Krug. Der Sand füllte die Räume zwischen den großen Kieselsteinen und dem Kies aus. Wieder fragte er: „Ist das Gefäß jetzt voll?"

Nach einer kurzen Denkpause antwortete wieder einer der Zuhörer: „Nein." Gut, sagte der Trainer. Und als hätte sein Publikum nur darauf gewartet, nahm er die Wasserkanne, die unter seinem Pult stand, und füllte den Krug bis an den Rand. Dann blickte er auf und fragte: „Was können wir Wichtiges aus diesem Experiment lernen?"

Der Mutigste unter seinen Zuhörern dachte an das Thema der Vorlesung und antwortete: „Daraus lernen wir, dass, selbst wenn wir denken, unser Zeitplan sei schon bis zum Rand voll, wir immer noch einen Termin einschieben können."

„Nein", antwortete der Vortragende, „darum geht es mir nicht. Was wir wirklich aus diesem Experiment lernen können, ist Folgendes: Wenn man die großen Kieselsteine nicht als Erstes in den Krug legt, werden sie später niemals alle hineinpassen."

> Es folgte ein Moment des Schweigens. Jedem wurde bewusst, wie sehr der Mann recht hatte. Dann fragte er: „Was sind in eurem Leben die großen Kieselsteine: Eure Gesundheit, eure Familie, eure Freunde, die Realisierung eurer Träume, das zu tun, was euch Spaß macht, dazulernen, eine Sache verteidigen, Entspannung, sich Zeit nehmen oder etwas ganz anderes.
>
> Wirklich wichtig ist, dass man die großen Kieselsteine in seinem Leben an die erste Stelle setzt. Wenn nicht, läuft man Gefahr, sein Leben nicht zu meistern. Wenn man zuallererst auf Kleinigkeiten achtet, den Kies, den Sand, verbringt man sein Leben mit Kleinigkeiten und hat nicht mehr genug Zeit für die wichtigen Dinge. Deshalb vergesst nicht, euch die Frage zu stellen – was sind die großen Kieselsteine in meinem Leben? Dann legt diese zuerst in den Krug."

Diese Begebenheit beschreibt auf wunderbare Weise, worauf man bei der Einteilung seiner Zeit achten muss. Um in die richtige Richtung zu steuern und Erfolg und Zufriedenheit zu erleben, muss für die großen Dinge im Leben bewusst Zeit eingeplant werden. Dieser Prozess spielt sich in erster Linie auf der gedanklichen Ebene ab und wirkt erst in weiterer Folge auf die konkrete Zeitplanung.

Das folgende Arbeitsblatt wird Ihnen dabei helfen, die „großen Kieselsteine" Ihres Lebens zu identifizieren und besser in Ihren Alltag zu integrieren.

Praxis-Arbeitsblatt: Große Dinge im Leben

Für die Arbeit an Ihren Zielen ist wesentlich, dass Sie Ihre großen Dinge im Auge behalten und in Ihre Ziele einfließen lassen.

Stellen Sie sich folgende Fragen:

- Welche großen Dinge sind mir in meinem Leben wichtig?
- Welche Werte haben für mich eine Bedeutung?
- Wofür möchte ich Kraft tanken?
- Wie wird das in meine Zukunft einfließen?
- Wie wird es sich auf die Ziele auswirken, die ich mir stecke?

Mentale Kraft für neue Erfolge

„Mental" heißt auf das Denken und die inneren kognitiven Prozesse bezogen. Unser Denken in Bildern, Wörtern und Tönen beeinflusst unser Handeln und Fühlen. Viele Menschen nutzen ihr mentales Potenzial zu wenig. Entweder kennen sie es ganz einfach nicht oder sie lassen seine Entfaltung nicht zu, weil störende Glaubenssätze und negatives Denken Hindernisse aufbauen.

Man hat schon viel darüber gehört, dass Siege im Kopf errungen werden. Ist mentale Kraft der Schlüssel dazu?

Im Spitzensport und in der Wirtschaft zeigt sich, dass das Leistungsniveau der Besten sehr nahe beieinanderliegt. Im Tennis können die ersten zehn Spieler der aktuellen Weltrangliste alle exzellent Tennis spielen und im Prinzip kann jeder jeden schlagen. Genauso verhält es sich bei den Skifahrern: Man findet auch hier ein Spitzenfeld von Athleten, die alle hervorragende Skifahrer sind und bei denen oft nur hundertstel Sekunden darüber entscheiden, wer als Erster durch das Ziel geht.

Die erfolgreichsten Unternehmen liefern sich ebenfalls ein Kopf-an-Kopf-Rennen, mit durchaus ähnlichen Produkten und Dienstleistungen. Egal, welchen Bereich man genauer unter die Lupe nimmt, es ergibt sich in allen Lebensbereichen das gleiche Bild: Die Besten trennen nur minimale Unterschiede in ihrer Leistung.

Was aber macht es möglich, dass es immer wieder Ausnahmeerscheinungen wie Bill Gates, Walt Disney, Lee Iacocca, Lance Armstrong, Hermann Maier oder Michael Schumacher gibt – Menschen, die es schaffen, über einen längeren Zeitraum, regelmäßig zu siegen? Diese Menschen beherrschen die Kunst, im Kopf zu siegen.

> Jeder kann seine „Pferdestärken" besser auf die „Straße" bringen, wenn er mentale Kraft aufbaut.

Die besondere mentale Stärke bringt das Können und die vorhandenen Fähigkeiten voll zur Geltung. Ein exzellentes Potenzial besitzen auch andere in der jeweiligen Leistungsklasse, nur nicht alle haben die mentale Kraft, ihre Leistung auf den Boden zu bringen.

Mit inneren Dialogen die mentale Kraft steuern

Ein zentrales „Werkzeug“, um die mentale Kraft in Krisenzeiten zu stärken, ist die Arbeit an der Kommunikation unseres „inneren Teams“. Unsere Persönlichkeit besteht aus verschiedenen inneren Stimmen, die verschiedene Interessen repräsentieren, und wie bei einem realen Team laufend miteinander kommunizieren. Jeder kennt die typischen inneren Dialoge, in denen sich widersprüchliche Bedürfnisse gegeneinander behaupten möchten: „Ich sollte mich nach dem Büro in der Sonne entspannen“ wünscht sich der eine Teil in uns, während ein anderer Teil sagt: „Zuerst die Arbeit, dann das Vergnügen“.
Das kann zu einem ziemlichen inneren Dilemma führen. Je nachdem, welcher Impuls sich durchsetzt, entsteht entweder ein schlechtes Gewissen, weil man eigentlich zuerst die Arbeit hätte machen sollen, oder aber man ärgert sich über die verlorenen Sonnenstunden. Es bedarf also eines harmonischen und situationsflexiblen Umgangs mit den eigenen Bedürfnissen. Je besser das innere Team zusammenarbeitet, desto geringer sind die inneren Konflikte und desto größer ist die Zufriedenheit des Einzelnen.

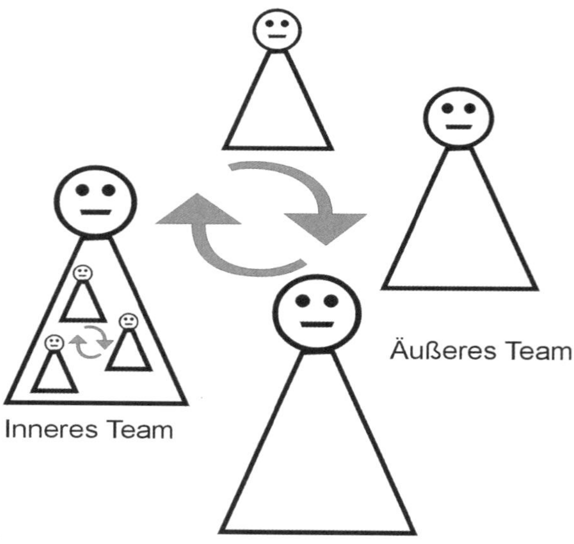

Abbildung 14: Inneres und äußeres Team

Teamarbeit ist aus dem heutigen Berufsleben nicht mehr wegzudenken – viele haben damit bereits Erfahrungen gesammelt. Jedes Teammitglied erhält in einer solchen Arbeitssituation sowohl Impulse aus seinem inneren als auch aus dem äußeren Team – und beide Ebenen beeinflussen sich gegenseitig. Besonders deutlich ist dies zu spüren, wenn ein innerer Konflikt zur Ursache für einen Konflikt mit Kollegen wird oder umgekehrt, wenn eine schwierige Entscheidung in der Arbeit zu einem inneren Dilemma führt.

Die gezielte Arbeit an inneren Dialogen erleichtert es, Entscheidungen zu treffen, fördert mentale Kraft und stärkt die eigene Person für Krisenzeiten. Zugleich zeigt diese innere Arbeit eine deutliche Außenwirkung – die Sozialkompetenz steigt und der Umgang mit anderen Menschen gewinnt an Souveränität.

Wir kommunizieren ständig mit unserem Unbewussten. Nachteilige Selbstbotschaften lösen negative Emotionen aus und gefährden unsere Entwicklung, positive Selbstbotschaften hingegen fördern uns. Man kann mit geringem Aufwand lernen, sich durch bewusste Selbstgespräche und innere Bilder in seiner Entwicklung mental zu unterstützen. Deshalb wollen wir uns diesem Thema ausführlich widmen.

> „Unser Leben ist das, wozu es unsere Gedanken machen."
>
> (Marc Aurel)

Bevor wir näher darauf eingehen, sind Sie herzlich dazu eingeladen, sich Ihre Istsituation bewusst zu machen. Testen Sie mithilfe der folgenden Übung, wie Ihre Selbstbotschaften beschaffen sind:

Übung: Innere Dialoge

1. Schreiben Sie in den nächsten 10 Minuten alles auf, was Ihnen in den Sinn kommt – und seien es Gedanken wie „Mir fällt gerade nichts ein und ich denke jetzt darüber nach, was mir einfällt". Was auch immer in Ihnen entsteht, notieren Sie in einem 10-minütigen Schreibfluss jeglichen inneren Dialog.
2. Beobachten Sie Ihre inneren Dialoge und Selbstbotschaften in den nächsten Stunden und Tagen. Hören Sie in sich hinein: Bei verschiedenen Tätigkeiten, mit und ohne Druck, mit und ohne Zeitlimit, in der Arbeit, in der Familie, beim Sport ...
3. Notieren Sie ihre häufigsten Selbstbotschaften und Dialoge wörtlich. Seien Sie ehrlich zu sich selbst. Wenn Ihnen bestimmte Lieblingsphrasen auffallen, markieren Sie diese. Halten Sie dafür ständig eine Notizmöglichkeit bereit.

Kommunikation mit dem Unbewussten

Mentales Training heißt, bewusst mit dem Unbewussten zu kommunizieren, indem man verbale und bildhafte Selbstbotschaften formuliert. Was aber ist das Unbewusste und worauf muss man achten, wenn man ihm Botschaften sendet?

- Das Unbewusste ist ständig wach und registriert mehr als das Bewusste,
- es nimmt dem Bewusstsein Arbeit ab und unterstützt es im positiven Sinn (wenn es nicht durch negative Botschaften gestört wird),
- es lässt sich durch Selbstgespräche positiv oder negativ beeinflussen,
- das Unbewusste kann mit Verneinungen oder Verkleinerungen nichts anfangen,
- es denkt in Bildern,
- es nimmt alles wörtlich,
- es denkt in Analogien und liefert Vergleichsinformationen, die es als Erfahrungen gespeichert hat,
- es reichert unvollständige Informationen mit ebendiesen Erfahrungen an.

Der Arzt Emil Cóue (1857 – 1926), der als Begründer der Autosuggestion gilt, half zahlreichen Menschen, die die klassische Medizin bereits aufgegeben hatte. Seine Technik der Selbstsuggestion war die erste, gut dokumentierte mentale Schule, in der die Kommunikation mit dem Unbewussten eingesetzt wurde.

Durch die Autosuggestionen wird das Problem zwar nicht an der Wurzel gepackt, aber sie stellt den gesamten Körper und Geist auf Optimismus ein und entfaltet danach ihre Wirkung. Auf diese Weise wächst das Vertrauen in die eigene Person, erste Erfolge stellen sich ein, und ein Kreislauf mit bekräftigender Wirkung tritt in Gang.

Trotz ihrer großen Erfolge ist die Methode von Cóue anfangs viel belächelt worden, aber das liegt wohl auch an der Tatsache, dass Cóue um die Jahrhundertwende wirkte. Heute zweifelt niemand mehr an der Kraft des Glaubens. Martin Seligman konnte die Wirkung von optimistischen Glaubensätzen wissenschaftlich beweisen, worauf später noch ausführlich eingegangen wird. Wichtig bleibt bis heute, dass die Menschen an die Wirksamkeit der Formel glauben, da ansonsten eine negative „selbsterfüllende Prophezeiung“ die Wirkung der Glaubenssätze mental zunichte machen kann.

Cóue formulierte folgende, bis heute geltenden Grundsätze:

- „Jede Vorstellung verwirklicht sich.“

  Vorstellungen sind der Schlüssel zum Erreichen von Zielen – allerdings müssen die Ziele realistisch sein und dürfen keine bloßen Träumereien darstellen. Will z. B. ein Tennisspieler, der bereits 60 Jahre alt ist, noch den Grand Slam gewinnen, so darf das wohl zur Träumerei gezählt werden. Selbstverständlich haben negative Glaubenssätze ebenfalls den Effekt, sich zu verwirklichen – also Vorsicht.

- „Im Streit zwischen Willen und Vorstellung siegt die Vorstellung.“

  Der Wille ist zwar wichtig, aber solange die Vorstellung auf etwas anderes zielt, wird sie den weiteren Weg vorgeben. Dazu ein einfaches Beispiel: Wer mit dem Rauchen aufhören will, aber gleichzeitig die Vorstellung von der entspannenden Zigarette in sich verankert hat, wird sein Ziel nur schwer erreichen. Erst wenn Vorstellung und Wille im Einklang sind, bilden sie ein wirklich starkes Gespann!

- „Achte auf die das Gegenteil bewirkende Anstrengung.“

  Wird versucht, etwas krampfhaft und angestrengt zu erreichen, kann dies interessanterweise kontraproduktiv sein. So wird beispielsweise der Tennisspieler, der verkrampft versucht, nichts falsch zu machen, gerade damit verhindern, dass sein Körper die erforderlichen Bewegungsabläufe richtig ausführt. Er wird aufgrund der Anstrengung nicht in den Fluss der Bewegung kommen.

  Genauso kann die krampfhafte Anstrengung, nicht krank werden zu wollen, dazu führen, dass der Körper keine Immunabwehr aufbauen kann, weil verzweifelt versucht wird, jedem möglichen Keim oder Virus aus dem Weg zu gehen.

  Ein weiteres Beispiel ist krankhafte Eifersucht. Sie kann genau zu dem führen, was sie verhindern wollte, nämlich, dass sich der Partner deshalb für jemand anderen interessiert, weil er sich kontrolliert und eingeschränkt fühlt.

Cóue hat den Menschen dazu verholfen, durch Suggestion ihre Heilung zu fördern. Es ist entscheidend, die Botschaft der Autosuggestion anzunehmen, an sie zu glauben und volles Vertrauen in die Kraft der

Suggestion zu legen. Man muss ihre Botschaften glauben. Cóue sagte dazu: „Man kann jemandem etwas suggerieren; wenn jedoch dessen Unbewusstes diese Suggestion nicht angenommen, sie gewissermaßen nicht verdaut hat, bleibt die Suggestion völlig wirkungslos."
Die Erfolge von Emil Cóues medizinischer Heilanwendung bestätigen die unglaubliche Stärke der mentalen Kraft. Für die Anwendung im medizinischen Bereich gibt dieses Buch bewusst keine Anleitung. Wenn Sie daran interessiert sind, sollten Sie sich mit einschlägigen Informationen versorgen. Im Fokus dieses Buchs steht die Anwendung von Cóues Erkenntnissen auf Krisensituationen. Sie werden sehen, dass man die hocheffizienten Techniken selbst durchführen und schnell erlernen kann.

Die richtige mentale Botschaft

Für die Kommunikation mit dem Unbewussten ist es wesentlich, die richtige innere Botschaft zu verwenden. Mentales Training arbeitet meist mit dem Zusammenspiel von geeigneten mentalen Botschaften und unterstützenden inneren Bildern. Bei der Formulierung der Selbstbotschaften müssen folgende Grundregeln beachtet werden.

Der innere Dialog muss:

- Positiv sein: Es ist nicht entscheidend, wovon man weg will, sondern, wo man hin möchte. In der Formulierung darf keine Verneinung oder Verkleinerung vorkommen, das würde das Unbewusste nicht verstehen.

> Das Unbewusste muss erfahren, was das Ziel ist,
> und nicht, wovon man weg will bzw. was man nicht möchte.

- Konkret sein: Das Unbewusste braucht konkrete Anweisungen, weil es nur mit solchen etwas anfangen kann. Man kann darauf vertrauen, dass das Unbewusste konkrete Anweisungen verarbeiten kann. Stellt man beispielsweise beim Dartspiel oder beim Bogenschießen fest, dass der Pfeil vier Zentimeter zu weit rechts landete, so lautet die richtige innere Botschaft: „Der nächste Pfeil vier Zentimeter weiter links!" Damit ist die mentale Anweisung einerseits positiv und zugleich auch sehr konkret. Manche Menschen denken, es würde reichen, „weiter links" zu formulieren, da sie es nicht für möglich halten, dass das Unbewusste mit diesen vier Zentimetern etwas anfangen kann. Dem ist aber nicht so, das Unbewusste spielt bei mentalen Botschaften seine Stärke erst zu hundert Prozent aus, wenn es konkrete Aussagen empfängt.

- Realistisch sein: Unrealistische Ziele können auch mit bestem mentalen Training nicht erreicht werden. Jemand, der noch nie in seinem Leben auf Skiern stand, wird nicht morgen ein Abfahrtsrennen gewinnen, nur weil er über mentale Stärke verfügt. Mentale Stärke kann Können und Fähigkeiten nicht ersetzen.
- Im eigenen Handlungsspielraum liegen: Die Selbstbotschaft muss sich auf den „Absender“ selbst beziehen und darf nicht von einer anderen Person abhängig sein. Eine Botschaft wie „Ich möchte mit Herrn Schnösel eine bessere Gesprächsbasis haben“ wäre nicht erfüllbar. Eine geeignete Selbstbotschaft hingegen wäre folgende: „Ich werde freundlich sein und konkret Folgendes tun, um die Chance zu erhöhen, mit Herrn Schnösel gut auszukommen.“
- In einem überschaubaren Zeithorizont liegen: Das erwünschte Ziel sollte bald erreichbar sein und nicht in unendlich weiter Ferne liegen. Will man etwas weit Entferntes erreichen, so müssen Teilziele definiert werden.

Mit den genannten Kriterien kann man das Unbewusste programmieren und Lernprozesse effektiv unterstützen. Lernen Sie nützliche neue Verhaltensweisen, und verlernen Sie unnötige alte Verhaltensmuster.

Unbewusstes Wissen und Können erwerben

Das Unbewusste richtig eingesetzt erleichtert jegliches Lernen. Aber was ist unbewusstes Wissen und unbewusstes Können? Wie funktioniert es genau? Wie kommt es zu dieser unbewussten Kompetenz?
Lassen Sie uns, um diese Fragen zu beantworten, den Lernprozess genauer betrachten: Man möchte etwas lernen – das ist die Ausgangssituation. Bevor man sich mit der neuen Materie überhaupt auseinandergesetzt hat, ist man, wie die unterste Stufe in Abbildung 15 zeigt, „unbewusst unwissend“: Man weiß nicht, was man weiß und man weiß nicht, was man nicht weiß.

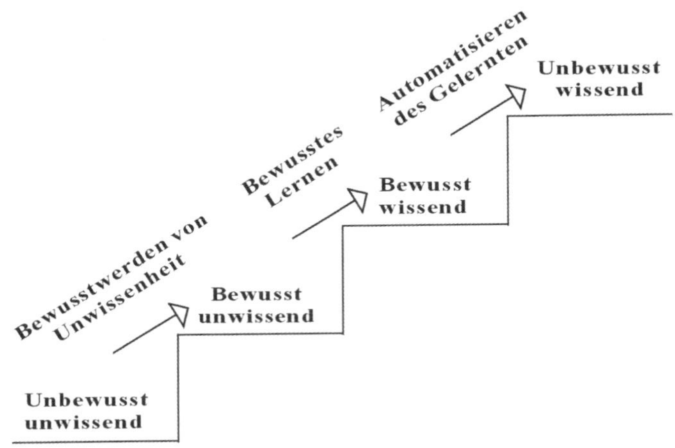

Abbildung 15: Stufen des Lernens

Sobald man beschließt, diese Sache zu lernen und damit beginnt, sich zu informieren, betritt man die Stufe „bewusst unwissend“: Man weiß nun, was man (noch) nicht weiß. Bei komplexen Lernprozessen geschieht dies über einen längeren Prozess der Auseinandersetzung und des Lernens. Je tiefer man in die neue Materie eindringt, desto umfassender wird der Blick dafür, was man noch alles lernen muss. Es gilt dann mehrere Stufen zu nehmen.

Sobald man weiß, was man lernen muss, folgt der Schritt des bewussten Lernens – man wird „bewusst wissend“. Folgendes Beispiel veranschaulicht das: Wenn Sie Auto fahren lernen, so müssen Sie zunächst einen bewussten Lernprozess durchlaufen, während dessen Sie sehr viel gleichzeitig zu tun haben: In den Rückspiegel schauen, die Kupplung treten, den Gang einlegen, nach vorne schauen, langsam die Kupplung lösen und gleichzeitig leicht Gas geben – nicht zu viel; bremsbereit sein und immer wieder in den Rückspiegel schauen. Wenn der Motor im ersten Gang eine gewisse Drehzahl erreicht hat, müssen Sie wieder die Kupplung treten, den zweiten Gang einlegen usw.

Sie werden das sicher kennen: Wenn man etwas Neues lernt, muss man sich alle Vorgänge bewusst – Schritt für Schritt – aneignen. Erst im Laufe der Zeit und nach einigen Wiederholungen speichert das Unbewusste das Gelernte und automatisiert die Abläufe, man wird „unbewusst wissend“. Auf dieser obersten Stufe des Lernens laufen die gelernten Schritte wie von selbst ab. Die automatischen Abläufe wer-

den dem Unbewussten überlassen, es ist dafür optimal geeignet und erleichtert uns die wiederholte Anwendung des Gelernten.
Vergegenwärtigen Sie sich bitte, wie viele wunderbare Lernerfolge Sie im Laufe Ihres Lebens bereits verbuchen konnten, die bis heute einwandfrei automatisch funktionieren. Da ist z. B. der große Bereich Ihrer motorischen Fertigkeiten. Wenn Sie trinken, treffen Sie jedes Mal mit dem Glas genau an die richtige Stelle Ihrer Lippen – ohne darüber nachzudenken, ganz zielsicher. Hier steuert Ihr Unbewusstes! Das gilt für Treppensteigen, Essen, die Motorik beim Gehen, Laufen und vieles mehr. Und sollte Ihr Körper nicht durch Alkohol oder Übermüdung überfordert sein, wird das wieder und wieder funktionieren.
Im Hinblick auf Krisensituationen verfügen die meisten Menschen nicht über unbewusstes Wissen, da sie zu selten mit Krisen konfrontiert sind. Daher ist bewusstes Lernen ein wichtiger Schritt, um langfristig unbewusste Kompetenz aufzubauen.

Störungen des Unbewussten

Das Unbewusste ist eine große Stütze – es sei denn, man stört es durch negative Selbstbotschaften. Das ist gerade in Krisenzeiten ein wichtiger Faktor, da hier selten ein störungsfreies Klima vorherrscht.
Bevor wir näher darauf eingehen, versuchen Sie doch einmal folgendes kleine Experiment:

Übung: Keine Erdbeeren

Fixieren sie einen Punkt im Raum für fünf Minuten und starren sie diesen unentwegt an. Während dieser Zeit denken sie bitte an nichts, denken sie insbesondere bitte nicht an frische rote Erdbeeren – keinesfalls an saftige rote Erdbeeren denken!
Halten Sie bitte die fünf Minuten durch und vergessen Sie nicht, an nichts zu denken, auf keinen Fall an rote Erdbeeren. An keine reifen roten Erdbeeren – fünf Minuten lang!

Danke fürs Mitmachen. Wenn Sie sich auf die Übungsanweisung eingelassen haben, werden Sie bemerkt haben, dass es so nicht funktionieren kann. Je mehr Sie sich suggeriert haben, nicht an die roten Erdbeeren zu denken, umso mehr haben sich diese aufgedrängt.

Zielführend wäre es, an etwas anderes zu denken, beispielsweise an Bananen – Sie hätten dann erreicht, nicht an rote Erdbeeren zu den-

ken. Was für das Beispiel mit den Erdbeeren zutrifft, gilt für alle Verneinungen. Was bedeutet das für die praktische Anwendung?
Stellen Sie sich beispielsweise folgende Situation vor: Sie sehen während eines Spaziergangs eine rutschige Stelle vor sich. Wenn Sie nun damit beginnen, darüber nachzudenken und sich innerlich zu sagen, dass Sie auf dieser Stelle keinesfalls ausrutschen und hinfallen dürfen, liegen Sie bereits so gut wie am Boden. Auch hier gilt: Sobald wir über etwas nachdenken, das wir nicht wollen, steuern wir die Aufmerksamkeit unseres Unbewussten gerade auf das hin, was wir nicht möchten. Negative Botschaften sind nicht dazu geeignet, mit dem Unbewussten zielführend zu kommunizieren. Ist „weniger essen“, „nicht mehr rauchen“ erst gedacht oder ausgesprochen, so wird bald das Wort „essen“ oder „rauchen“ magisch im Raum stehen, obwohl wir doch eigentlich gerade das nicht wollten. Da die Konzentration auf das gelenkt wird, was man nicht möchte, ist es naheliegend, dass das Unerwünschte aufgrund der negativ formulierten Gedanken noch mehr Probleme bereiten wird als vorher.
Das Unbewusste kann bei Verneinungen nicht wissen, was zu tun ist, da solche Aussagen nicht definieren, was konkret erreicht werden soll. Will man zielführende Formulierungen verwenden, muss man überlegen, was man erreichen möchte, wo man hin will. Dies ist ein sehr entscheidender Schritt, den man keinesfalls unterschätzen sollte.

Es funktioniert überall

Die gute Nachricht lautet: Auf die oben beschriebene Weise formulierte Botschaften funktionieren überall. Sie helfen bei der Kommunikation mit anderen genauso, wie beim inneren Dialog mit sich selbst.
Sie wissen nun, dass eine Formulierung wie: „Ich möchte weniger essen“ nichts bringt, wenn Sie sich vornehmen, künftig auf Ihre Figur zu achten. Durch diese Formulierung rückt gerade das Essen ins Zentrum der Aufmerksamkeit. Zudem gibt es unzählige Möglichkeiten, weniger zu essen oder irgend etwas nicht mehr zu tun – unser Unbewusstes weiß nicht, wohin wir steuern. Unser Unbewusstes muss erfahren, was unser Ziel ist und nicht, wovon wir weg wollen – eine Denkrichtung, die übrigens auch unserem Bewusstsein wichtig ist.
Wenn Sie also, wie im Beispiel oben, abnehmen möchte, könnte die Botschaft lauten: „Ich werde im Spiegel einen schlanken Menschen sehen. Auf der Anzeige der Waage werde ich 75 kg lesen und die Gürtel werden sich drei Löcher enger schnallen lassen. Ich werde leichter sein, das wird mir gut tun und ich werde glücklich sein.“

Das Gute an der Arbeit mit inneren Dialogen ist, dass diese individuell maßgeschneidert sind. Seine Botschaft wird jeder Menschen etwas anders formulieren. Wichtig ist lediglich, dass Sie voller positiver und konkreter Aussagen ist.
Betrachten wir ein weiteres Beispiel dafür, wie positive Formulierungen beschaffen sein könnten: Wer mit dem Rauchen aufhören will ist vermutlich von dem Wunsch motiviert, nicht mehr von Nikotin abhängig zu sein und ein gesünderes Leben zu führen. Daher sollte die Gesundheit eine zentrale Rolle bei der Formulierung der Selbstbotschaft spielen. Denkbar wäre z. B.: „Ich werde ab jetzt gesund leben und mit jedem Atemzug frische Luft atmen; ich werde beim Bergauf gehen genügend Luft haben und frei von Abhängigkeiten sein."
Das Wissen darum, wie man effiziente Selbstbotschaften formuliert, sollte man so gut internalisieren, dass man es in der aufwühlenden Situation einer Krise abrufbereit hat. Man findet dann schnell eine nützliche Botschaft, die das Unbewusste auf ideale Weise unterstützt.
Wenn Sie beispielsweise ein allgemeines Gefühl der Stärke gewinnen möchten, könnte die Botschaft lauten: „Ich bin stark und habe schon ganz andere Dinge gemeistert." Wollen Sie hingegen eine innere Botschaft verwenden, die zu Bewegung motiviert und einen „Kick" gibt, so könnte die Botschaft lauten: „Morgen gehe ich die Sache an, um vorwärts zu kommen." Es ist empfehlenswert, die Botschaften insbesondere vor dem Einschlafen zu wiederholen.
Selbstbotschaften hat man ständig bereit, um sie anzuwenden, sobald man mentale Stärkung braucht. Daher müssen sie leicht merkbar und prägnant sein. Man wendet sie während der entsprechenden Tätigkeiten – durchaus mehrmals – an.

Sind sie bereit für eine starke persönliche und individuelle positive Selbstbotschaft? Dann empfehlen wir Ihnen, das folgende Arbeitsblatt zu verwenden.

Praxis-Arbeitsblatt: Individuelle Mentalbotschaften

Was wollen Sie als Erstes mental kräftigen? Haben Sie, wie auf Seite 87 vorgeschlagen, Ihre Selbstbotschaften notiert? Wenn Ja, dann lesen Sie diese jetzt noch einmal und überprüfen Sie sie auf Basis Ihres neuen Wissens auf ihre Tauglichkeit hin. Vielleicht gibt es dabei etwas, das Sie umformulieren müssen? Oder wollen Sie lieber ganz neue Selbstbotschaften formulieren?
Überlegen Sie sich für Ihr Ziel eine einfache Aussage, die Ihnen Kraft gibt und die Sie jederzeit erinnern und anwenden können. Denken Sie daran, wie Ihre Botschaft beschaffen sein muss:

- Positiv,
- konkret,
- realistisch,
- im eigenen Handlungsspielraum und
- mit überschaubarem Zeithorizont.

Schreiben Sie die Botschaft auf. Das Niederschreiben ist aus zwei Gründen wichtig: Etwas aufzuschreiben, hat eine andere Qualität und spricht andere Sinne an als das reine Denken. Zudem kann man nach einiger Zeit nachsehen, was man „damals" schrieb.

Übung: Selbstsuggestion

Neben dem Bereithalten fördernder Selbstbotschaften hilft gezielte Selbstsuggestion, in einem Zustand der Entspannung Kraft zu tanken.
Die Regeln und Grundsätze für die Botschaften sind dieselben, die Sie bereits kennen, Sie brauchen nur noch Ihren Körper in eine gute meditativ-entspannte Position zu bringen und Ihre Selbstbotschaften durch Autosuggestionen verinnerlichen:
Machen Sie unbedingt vor dem Start einige Dehnungsübungen und bewegen Sie sich etwas, denn der Körper kann nach einer Anspannung besonders gut entspannen und die Selbstbotschaften aufnehmen. Setzen Sie sich nach diesen Vorbereitungen bequem in einen Sessel oder legen Sie sich zurück, schließen Sie die Augen, um nicht abgelenkt zu sein, und denken Sie: „Das Angestrebte (hier das Gewünschte einsetzen) tritt in Erscheinung, wird stärker und gewinnt die Oberhand."
Der Schwerpunkt der mentalen Botschaft liegt in der Suggestion des positiven und gewünschten Zustandes.
Um ein Tief zu meistern, kann die Autosuggestion wie folgt aussehen: „Mit jedem Tag geht es mir in jeder Hinsicht immer besser und besser."
Zum Ansteuern neuer Erfolge unterstützt man sich am besten mit folgender Aussage: „Mit jedem Tag habe ich mehr Selbstvertrauen und gehe meine Ziele mit Zuversicht an."

Mit diesen Botschaften übt das Unbewusste einen positiven Einfluss auf alle Organe des Körpers aus. Körper und Geist werden auf Optimismus eingestellt und eine positive selbsterfüllende Prophezeiung wird in Gang gesetzt. Machen Sie eine Meditation mit mentaler Kräftigung vor dem Einschlafen. Das Unbewusste wird dadurch angeregt, die positiven Botschaften in Schlaf und Träume einfließen zu lassen.

Mit inneren Bildern Erfolge programmieren

Neben der gezielten Steuerung innerer Botschaften sind innere Bilder die zweite wichtige Schiene der mentalen Kräftigung. Generell wird der visuellen Wahrnehmungsebene eine doppelte Macht zugestanden: Sie kann sowohl als Eindruck von etwas, das man real sieht, als auch in Form innerer Bilder, die vor dem eigenen geistigen Auge entstehen, wirken.

> „Der Mensch ist ein Augentier."
>
> (Konrad Lorenz)

Gezieltes Visualisieren

Gezieltes Visualisieren ist bildhaftes Denken, wir malen uns etwas positiv aus und lassen es vor dem geistigen Auge entstehen. Visualisieren kann unmittelbar während einer Handlung eingesetzt werden, um ein bestimmtes inneres Bild gezielt zu nutzen. So kann man sich beispielsweise aus einem Motivationstief ziehen, indem man sich den Moment, an dem die Aufgabe erfolgreich abgeschlossen ist, ausmalt. Dies kann während der Tätigkeit geschehen und man ist dabei vollkommen wach.

Mit Visualisieren kann man auch während längerer „Fantasiereisen" innere Bilder positiv nutzen. Dabei begibt man sich in einen Zustand der Entspannung, macht es sich bequem und achtet darauf, gut zu atmen. Mehr dazu erfahren Sie später. Sind innere Bilder bei jedem wirksam? Prinzipiell kann jeder Mensch visualisieren. Wie stark Visualisieren wirkt, hängt vom Einzelnen ab, da nicht alle Menschen in gleicher Intensität darauf ansprechen. Um festzustellen, wie leicht Ihnen das Visualisieren fällt, machen Sie bitte folgende Übung.

Übung: Vor dem inneren Auge

(Anmerkung: Falls Sie Erdbeeren nicht gerne essen, wählen Sie ein Obst, das Sie mögen.)

Nehmen Sie sich fünf Minuten Zeit, um gedanklich etwas zu visualisieren und die Macht der inneren Bilder zu spüren. Wenn Sie wollen, lesen Sie zuerst und schließen dann die Augen oder Sie lassen die inneren Bilder bereits beim Lesen entstehen.

Stellen Sie sich jetzt einen Obststand vor. An diesem Obststand gibt es alles, was Ihr Herz begehrt. Sie blicken sich um und sehen all die Früchte, Äpfel, Birnen, Orangen und Erdbeeren ganz realistisch vor Ihrem geistigen Auge. Bitte kaufen Sie in Ihrer Fantasie eine Handvoll frischer, schöner roter Erdbeeren. Sie nehmen sie mit nach Hause, um daraus Erdbeermarmelade zu machen. Sie nehmen die größte Erdbeere zur Hand, betrachten diese nochmals genau und sehen sich dabei jedes Detail an. Greifen Sie nun zu einem Messer, und schneiden Sie diese riesige Erdbeere auseinander.

Schauen Sie sich die – jetzt auseinandergeschnittene – Erdbeere nochmals genau an. Sie sehen das Fruchtfleisch, wie es saftig rot leuchtet und Ihnen signalisiert, dass diese Erdbeere reif, süß und aromatisch ist. Gleichzeit steigt der intensive Geruch leckerer Erdbeeren in Ihre Nase und plötzlich überkommt Sie große Lust, diese Erdbeere zu essen. Ja – Sie wollen diesen intensiven Geschmack genießen. Stellen Sie sich bitte in passendem Tempo vor, wie Sie – ganz realistisch – zu dieser Erdbeerenhälfte greifen, sie zu Ihrem Mund führen und dann langsam in sie hineinbeißen. Schmecken Sie die perfekte Reife der Frucht.
Stellen Sie sich das, wenn nötig, noch etwas länger vor, bis alles vor Ihrem geistigen Auge vollkommen realistisch abläuft.

Spüren Sie bereits den Einfluss der gedanklichen Bilder? Wenn Sie sich auf dieses Experiment einlassen, werden Ihre Geschmackssensoren sensibel und die Produktion von Speichelflüssigkeit wird angeregt; es wird wahrscheinlich ein gewisses Gefühl von Freude auf das Hineinbeißen da sein – eine Freude auf etwas, dass real nicht da ist; Sie werden vermutlich das Gesicht leicht bewegen, es werden bestimmte Gefühle vorhanden sein. Emotionen und Körper werden bei diesem kleinen eindrucksvollen Experiment nur durch innere Bilder beeinflusst. Das funktioniert!

Wie das kleine Experiment erleben lässt, beeinflussen innere Bilder unsere Gefühle, Körperreaktionen und Handlungen. Im Negativen kennen das viele vom Zusehen: Wenn jemand z. B. in einem Film eine Spritze bekommt, leiden manche Menschen so, als würden Sie selbst eine Spritze bekommen – obwohl es sich nur um ein Bild handelt. Erfreulicherweise geht das auch im Positiven, und warum sollten wir uns diese visuellen Vorstellungen nicht für positive Emotionen, Körperreaktionen und Verhaltensweisen zunutze machen?
Es hilft beispielsweise, sich vor einer schweren Prüfung vorzustellen, wie man diese souverän meistert. Oder man erinnert sich an frühere Prüfungen, die man erfolgreich bestanden hat. Indem man alles, was damals zu sehen war, wachruft, erzeugt man auch jene positive Stimmung in sich, die einem dabei hilft, die momentane Stimmung vor der Prüfung positiv zu beeinflussen. So visualisiert man gezielt mit einem Bild, das Zuversicht gibt.

Positives Konditionieren

Der Russe Pawlow prägte mit seinem berühmten Hund den Begriff Konditionieren. Das ist nichts anderes als die Reaktion auf einen Reiz, die irgendwann erlernt wurde. Bei dem Experiment mit dem Hund war das eine Glocke, die Pawlow immer dann ertönen ließ, wenn er dem Hund sein Fressen gab. Unbewusst lernte der Hund nach einigen Wiederholungen: Glocke = Essen. Messbar wurde das Ganze anhand des Speichelflusses, der bei einem Hund immer ansteigt, wenn er Hunger bekommt (Hunger = Speichelfluss). Nachdem der Hund den Zusammenhang zur Glocke gelernt hatte, wurde sein Speichelfluss bei jedem Glockenton angeregt – auch vollkommen außerhalb üblicher Essenszeiten. Er hatte konditioniert: Glocke = Speichelfluss.

Die klassische Psychologie nützte diese Erkenntnisse, da viele negative Gefühle wie Traumata oder Ängste genauso entstehen. Der Verdienst von Freud und seinen Nachfolgern war es, diese negativen Konditionierungen aufzulösen.

Die neuere Psychologie, auch positive Psychologie genannt, erkannte, dass man das Konditionieren natürlich auch umgekehrt nützen kann, indem man sich bewusst an positive Erlebnisse erinnert und damit schöne Gefühle wachruft. Das funktioniert besonders effektiv, wenn man gefühlsstarke, lebendige und angenehme Bilder wachruft. Seither haben sich verschiedene Methoden entwickelt, innere Bilder durch positive Erinnerungen zu nützen. Am Bekanntesten sind wohl das katathyme Bilderleben oder das Ankern von „Moments of Excellence".

> Wenn Erinnerungen an negative Erlebnisse unangenehme Gefühle auslösen, dann können Erinnerungen an positive Erlebnisse positive Gefühle auslösen!

Am einfachsten geht das positive Konditionieren mit einer meditativen Reise, die man selbst lesen kann, sich von jemand anderem vorsagen lässt oder gedanklich durchlebt. Probieren Sie das Herbeiholen hilfreicher Bilder und Emotionen mit folgender Fantasiereise zu Moments of Excellence – zu besonders schönen Gefühlsmomenten des Lebens – aus. Als Einstieg ist es gut, wenn man sich die Worte von jemand anderem mit ruhiger Stimme vorlesen lässt, während man entspannende Musik spielt.

Übung: Moments of Excellence – Fantasiereise zur Quelle der Kraft

Fantasiereisen, für die innere Bilder gekonnt genutzt werden, bieten einen einfachen Einstieg in die Arbeit mit inneren Bildern. Hier finden Sie eine bewährte Fantasiereise, die Sie entweder selbst lesen oder sich vorlesen lassen können. Sie können auch die auf www.come2seminar.com angebotene Audioversion verwenden. Um Ihr Unbewusstes optimal anzusprechen, ist hier die Anredeform „du" gewählt.

Während du es dir gemütlich machst, bist du wahrscheinlich schon neugierig darauf, was jetzt kommt. Das ist gut, denn es bedeutet, dass es wichtig ist, dir ein paar Minuten Zeit für dich zu nehmen und dich einfach fallen zu lassen, abzuschalten, die Welt draußen zu lassen. Bis jetzt hast du vielleicht nicht darauf geachtet, wie stark dein Körper an bestimmten Stellen nach unten drückt – doch wenn du jene Stellen zu spüren beginnst – ganz bewusst - merkst du es plötzlich – ganz deutlich. Und während du das fühlst, achte auf deinen Atem und spüre, wie Sauerstoff in deinen Körper strömt und ihn ausfüllt. Und während du bemerkst, wie sich Brust und Bauch heben und senken, spanne sämtliche Muskeln deiner Beine und Füße an – halte die Spannung, zähle innerlich bis drei – ganz in deinem Rhythmus – und lass dann wieder locker. Als Nächstes machst du das gleiche mit Becken – Bauch – Po, anspannen, bis drei zählen, lockerlassen, während du beim Entspannen darauf achtest, tief zu atmen. Spanne nun die Muskeln von Brust, Schultern, Armen und Händen an: Eins, zwei, drei – entspannen. Achte beim Entspannen jetzt besonders auf die Bewegung deiner Brust und deines Bauches im Rhythmus deiner Atmung. Spann jetzt auch deine Nackenmuskeln und deine Gesichtsmuskeln an, erlaube dir, dein Gesicht dabei zu einer Fratze zu verziehen, halte die Spannung wieder, zähle bis drei und lass dann locker. Spanne nun all deine Muskeln gleichzeitig an - alle, denen du dich jetzt Stufe für Stufe gewidmet hast, halte diese Spannung - zähle diesmal bis fünf - in deinem Rhythmus – und lass dann wieder locker - ganz locker.

Atme tief ein und aus und genieße es, einfach so dazuliegen. Stell dir vor, dein Körper ist ganz leicht und treibt auf einer Wolke. Und während du dir das vorstellst, merkst du, dass dein Zustand zwar schlafähnlich ist, dein Geist aber hellwach. Freu dich an deiner Leichtigkeit und spiele mit deiner treibenden Wolke – genieße es zu schweben. Und vielleicht verstehst du jetzt bereits das, was ein weiser alter Mann immer sagte: „Es geht auch im Leben alles mit spielerischer Leichtigkeit viel einfacher - nicht wahr?"

Du weißt, dass du jetzt noch tiefer entspannen kannst, wobei du beginnst, dich an besonders schöne Situationen deines Lebens zu erinnern. Momente, die eine Kraftquelle sind. Während du dir diese schönen Situationen in Erinnerung rufst und dabei bereits erste Bilder entstehen, suche dir die beste Situation aus - such dir den Moment deines Lebens aus, in dem die Kraft und Energie optimal war.
„Während du beginnst, dich an diesen Moment zu erinnern, erlaube dir, dass Bilder entstehen, die für dich unmittelbar an das schönen Gefühl gekoppelt sind - ... - und stell dir dieses Ereignis - jetzt - mit diesen Bildern noch einmal ganz intensiv vor und freu dich über diese tolle Situation.
Und weil dieser Moment deines Lebens so wertvoll ist, versetze dich ganz hinein und blicke dich um. Siehst du Farben? Siehst du räumlich? Bist du selbst mitten im Geschehen? Ist da Bewegung? Wie auch immer, es ist dein Bild. Hörst du vielleicht Stimmen, Geräusch oder Töne, die dazugehören? Erlebe diesen Moment mit allen Details und erfreue dich an dem angenehmen Gefühl, das du dabei empfindest.
Während du jetzt all die positiven Emotionen noch einmal fühlen darfst, wird dir klar, dass deine Fähigkeiten dazu führten, dass du diese Kraft und Stärke hast. Du kannst begreifen, lernen und realisieren, dass du diese persönlichen Stärken hast. Diese Kraft führte dazu, dass du diese Erfolge erleben durftest und das bedeutet, dass du sie auch in Zukunft nutzen kannst.
Egal, ob dir das schon klar war oder nicht, du hast diese persönlichen Stärken - und wie die Quelle den Bach speist, werden diese Fähigkeiten deine Person stärken und das bedeutet, dass du sie in Zukunft immer zur Verfügung hast, wenn du sie brauchst, auch wenn einmal unerwartet eine Krise bevorsteht.
Deine Lebensfreude und dieses positive Denken werden dir auch bei künftigen Rückschlägen helfen. Damit du diese Energie im richtigen Moment zur Verfügung hast, verwende die Bilder der exzellenten Situation, um die Emotionen Kraft, Stärke und Zuversicht abzurufen. Achte darauf, dass du die Bilder immer zur Verfügung hast. Das bedeutet, dass du all deine Fähigkeiten wie eine Quelle verwenden kannst - indem du dich deiner Bilder besinnst. Überlege dir jetzt einen Platz, an den du diese Bilder hingibst. Vielleicht lässt du sie etwas schrumpfen, um sie besser zu verstauen, später kannst du sie jederzeit wieder aufblasen und in toller Farbe erscheinen lassen. Vielleicht hast du das Bedürfnis, die Bilder mit einer passenden Bewegung, einer Berührung oder einem Wort zu kombinieren, wodurch die Wirkung noch verstärkt wird - jetzt und in Zukunft.

Und während deine Bilder ihren Platz finden und all das Neue von deinem Unbewussten aufgenommen wird, weißt du, dass dir mehr Zuversicht und neue Wahlmöglichkeiten im Leben bevorstehen - von diesem Moment an - kannst du öfter einfach glücklich sein.
Sollten dich einmal Zweifel packen - in der Zukunft - dann denke daran, wo du deine Bilder hast.
Egal, ob du die neue Kraft jetzt schon bemerkst oder noch nicht, dein Unbewusstes wird etwas damit anfangen und dich unterstützen, wenn du die schöne Situation als Quelle zur Verfügung haben wirst und dazu dein Bild herholst - eventuell mit einer Bewegung, Berührung oder einem Wort.
Besinne dich nun wieder auf deine Atmung und achte dabei darauf, dass dein Bild an der Stelle bleibt, an der du es jederzeit zur Verfügung hast.
Und während du dies tust, kommst du in deinem Rhythmus dorthin zurück, wo diese Reise begann und beginnst wieder deine Umgebung wahrzunehmen und deinen Körper ganz durchzuatmen. Du spürst, wie du langsam ganz erwachst und sich deine Körperfunktionen wieder aktivieren. Wenn du nun deinen Körper durchstreckst - sieh dich um, hör dich um, taste herum und spüre, wie sich Energie im Körper ausbreitet, und stehe mit dieser Energie in dir dann auf, und beginne dich wieder zu bewegen.

FAQs – häufig gestellte Fragen über Fantasiereisen zu Moments of Excellence:

- Wie lange wirkt ein mentales Bild eines „Moment of Excellence"?

  Das hängt von der Qualität der erinnerten Emotion ab. Gut geeignete Erinnerungen mit starken positiven Gefühlen können ein Leben lang als positiver Anker dienen.

- Kann sich ein inneres Bild verändern?

  Ja und das ist sogar sehr wahrscheinlich, da das Unbewusste immer den größten Nutzen sucht. Da es wünschenswert ist, immer die beste positive Emotion nutzen zu können, soll man Änderungen des Bildes willkommen heißen und neugierig darauf sein, was einem das Unbewusste gesendet hat, um die schöne Emotion voll zu genießen.

- Hier ging es um Energie und Kraft. Kann man das auch mit anderen Emotionen machen, z. B. mit Ruhe und Gelassenheit?

  Ja, es funktioniert mit jeder positiven Emotion.

- Können solche Fantasierreisen unerwünschte Nebenwirkungen haben?

  Nein, denn das eigene Unbewusste schützt einen, falls versehentlich eine Erinnerung hochkommt, die nicht angenehm ist. Das geschieht extrem selten und das Unbewusste würde sofort aus der Vorstellungswelt aussteigen.

Zielorientierte Arbeit mit visuellen Vorstellungen

Neben dem Einsatz von positiven Gefühlen der eigenen Erinnerung ist das Entwickeln mentaler Bilder sehr nützlich in der Zielerreichung. Die richtigen visuellen Vorstellungen verstärken die Zielerreichung durch korrekte Formulierung und können auch sehr gut mit allen anderen Mental-Tools kombiniert werden.

> Ziele verwirklicht man mit guten Vorstellungen.

Dabei geht man immer so vor, dass man sich ausmalt, was man sehen, hören und fühlen wird, wenn der angestrebte neue Erfolg bereits erreicht ist. Das mentale Bild muss positiv und realistisch sein und soll ein angenehmes Gefühl bewirken. Ein richtig gewähltes Bild hebt die Motivation und erleichtert es, den inneren Schweinehund zu bekämpfen, der oftmals zu überwinden ist. Folgendes einfache Beispiel verdeutlicht dies: Wenn nach einer schweren Krankheit mein Ziel lautet, abzunehmen, nicht mehr zu rauchen und sportlicher zu sein, um gesünder zu leben, dann stelle ich mir visuell vor, wie schön es ist, dieses Ziel erreicht zu haben: Ich sehe mich selbst beim lockeren Bergauflaufen auf einer Blumenwiese und visualisiere ganz klar und deutlich, wie mir das leichtbeinig und mit normaler Atemfrequenz gelingt. Ich spüre, wie es mir dabei gut geht, und freue mich, das zu erreichen.

> Ein realistisches positives Bild vom bereits erreichten Ziel erleichtert es, dieses Ziel zu erreichen.

Die Formulierungen wählt man positiv, wie dies auf Seite 90 beschrieben wurde und innere Botschaften können als zusätzliche Hilfe eingesetzt werden. Ist das Bild realistisch und positiv so wird die Motivation und Kraft, die daraus gezogen wird, beeindruckend sein. Ein unrealistisches Bild hingegen würde das nicht schaffen. Wenn ich mir beispielsweise vorstellen würde, wie ich mit diesem Gesundheitszustand mit meinen sechsundvierzig Jahren Wimbledon gewinne, so würde mich mein Unbewusstes nicht ernst nehmen. Dieses innere Bild hätte nicht die gleiche Macht wie ein realistisches und würde besser in die Kategorie Träume passen. Was nicht heißen soll, dass Träume nicht etwas Schönes und Wichtiges sind.

Übung: Bildhaftes Hineinversetzen in das erreichte Ziel

Mit dieser Übung können Sie das gleich ausprobieren. Dieses Tool stärkt Sie meditativ-mental und hilft Ihnen, sich auszumalen, wie Sie sich fühlen werden, wenn Ihnen ein neuer Erfolg nach einer Krise gelingen wird. Wenn Sie sich ein realistisch-positives Bild davon machen, wie es ist, wenn der neue Erfolg bereits da ist, erleichtern Sie sich, dieses Ziel zu erreichen.

Damit Ihr Unbewusstes direkt angesprochen wird, ist der Text in der Du-Form. Darüber hinaus können Sie sich das wieder gut von jemandem vorlesen lassen.

Schließe nun für einen Moment deine Augen. Stell dir vor, wie schön es sein wird, nach der Krise gewachsen zu sein und einen neuen Erfolg erreicht zu haben. Du siehst, hörst und fühlst alles, was du erreicht haben wirst, ganz realistisch. Wenn du zurückblickst, dann erkennst du, wie du aus der Krise wachsen konntest. Es war keine leichte Zeit und nun strahlst du wieder vor Selbstvertrauen, gewachsen zu neuer Stärke. Erfreue dich an allem, was du im erreichten Ziel sehen, hören und fühlen kannst. Wahrscheinlich wird dir bereits jetzt klar, was du tun musst, um diese neuen Erfolge zu erreichen. Denke an eine oder mehrere Belohnungen, die dir dabei helfen und nimm die Visualisierung dieser schönen Momente mit auf den Weg in deine Zukunft.

Resilienz aufbauen – das Krisen-Immunsystem stärken

Auf Seite 26 wurde die Resilienzforschung einführend erläutert. Wie sind die Studien im Detail gelaufen? Und vor allem – welche Erkenntnisse bringen sie? Wie kann man dieses Wissen nutzen und die eigene Resilienz stärken, um ein besseres Immunsystem für zukünftige Krisen aufzubauen?

Die Resilienzstudien im Detail

Die Widerstandsfähigkeit der Psyche wird erst seit kurzer Zeit systematisch erforscht. Die Basis dafür schuf die Langzeitstudie der amerikanischen Entwicklungspsychologinnen Emmy E. Werner und Ruth Smith auf der hawaiianischen Insel Kauai. Sie wollten untersuchen, ob und wie sich besonders schwere Ausgangsbedingungen in der Kindheit eines Menschen auf dessen Leben auswirken.

Es wurden annähernd siebenhundert Kinder vierzig Jahre lang beobachtet und wissenschaftlich untersucht. Darunter waren auch Kinder, die in besonders schwierigen sozialen Situationen und in bitterer Armut lebten, solche, deren Eltern Alkoholiker waren, andere, die früh Gewalt erfuhren, wieder andere, die sexuell missbrauchten wurden. Es gab also so ziemlich jedes Szenario, das man sich unter einer furchtbaren Kindheit vorstellen kann.

Die Vermutung lag nahe, dass es diese Kinder kaum schaffen würden, ein glückliches Leben zu führen. Umso erstaunlicher waren die Ergebnisse, nachdem man diese Menschen vierzig Jahre begleitet hatte, sie interviewt und in regelmäßigen Abständen Daten festgehalten hatte. Ein Drittel der Gruppe, und somit bei Weitem mehr als man je gedacht hätte, wuchs zu erfolgreichen, glücklichen Menschen heran, die ein stabiles Leben führten.

Daraufhin stellten sich folgende Fragen:

- Woher nehmen diese Individuen Kraft?
- Was gibt ihnen Hoffnung?
- Was macht sie stark?
- Wie gehen diese gestärkt aus solch schwierigen Lebensbedingungen hervor?
- Wie bauen diese Menschen Resilienz auf?

Der Begriff Resilienz war geboren und die psychische Widerstandsfähigkeit wurde systematisch unter die Lupe genommen. Man untersuchte die erfolgreiche Teilgruppe genau, um jene Faktoren festzumachen, die eine Krisen-Immunität aufbauen.
Diese Vorgehensweise entspricht, wie bereits erwähnt, einem Ansatz der positiven Psychologie: Man orientiert sich an Stärken und arbeitet nicht das Negative auf, wie dies früher der Fall war.

Das Krisen-Immunsystem stärken

Die Kauai-Studie und ihre Folgeuntersuchungen zeigen, dass

- Resilienz nicht angeboren, sondern erlernbar ist;
- die Basis für Resilienz sowohl in der Persönlichkeit als auch in der Lebensumwelt herangebildet wird;
- Resilienz zeitlich variiert und man nicht immer gleich widerstandsfähig ist.

Heute kennt man, dank dieser Forschungen, die seelischen Schutzfaktoren besser und weiß, was Menschen stark macht und wie man sie darin unterstützen kann, nach schweren Zeiten wieder ein glückliches Leben führen zu können. Die Forschungen konzentrieren sich darauf, wie Rückschläge erfolgreich bewältigt und vorhandene Stärken und Ressourcen genutzt werden können. Es gilt inzwischen als gesichert, dass jene Faktoren, die Resilienz und Genesungsprozesse fördern, eine stärkere Wirkung auf das Leben haben als Risikofaktoren und Stresserlebnisse.

Die Wurzeln der Resilienz

Bei Menschen, die erfolgreich Schutzfaktoren gegen Krisen aufbauen, wurden folgende Gemeinsamkeiten beobachtet: gute Lesefähigkeiten in der Grundschule und eine grundlegend positive Einstellung zu Bildung in höheren Schulen. Der Einfluss der Erziehung ist dabei beachtlich – gerade in ärmeren Gesellschaftsschichten ist jede emotionale Unterstützung durch einen Mentor von Vorteil. Die biologische Basis für Resilienz ist ein intaktes Zentralnervensystem und eine normale, stabile Gesundheit.
Sind diese Voraussetzungen gegeben, so dreht sich alles um die psychologische Basis, die durch den Glauben an die eigene Kraft und das Gefühl, Situationen ändern zu können, geprägt ist. Wie die Forschun-

gen zu Resilienz zeigen, lässt sich diese Basis in sechs Schlüsselfaktoren aufgliedern.

Sechs Schlüsselfaktoren der Resilienz

Die Schlüsselfaktoren der Resilienz umfassen kognitive Fähigkeiten, organisatorische Fähigkeiten für ein wirksames Selbstmanagement sowie ein proaktives, soziales und emotionales Temperament.

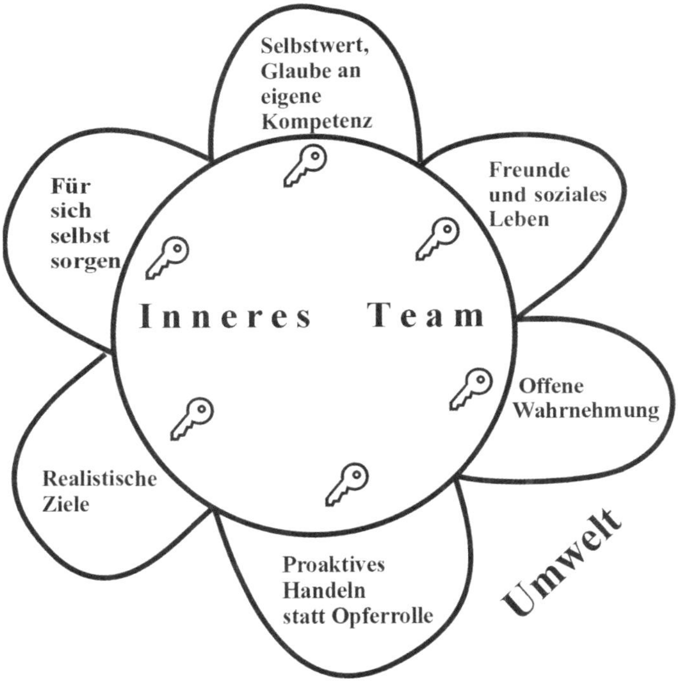

Abbildung 16: Sechs Schlüsselfaktoren für Resilienz

Wer in diesen sechs Bereichen Kompetenzen besitzt, ist ein guter Pilot für den Neustart nach einer Krise. Im Leben geht es immer darum, einen Zustand des Gleichgewichts zwischen der eigenen Person – d. h. dem inneren Team – und der Umwelt bzw. anderen Menschen zu finden. Nach einer Krise oder einem Rückschlag befindet man sich nicht im Gleichgewicht.

Es geht also darum, sich in einer Krise wieder aufzurichten und die Balance zurückzuerobern – seine eigene Mitte wiederzufinden. Ein schöner Vergleich ist das Stehaufmännchen. Egal, wie sehr es aus dem Gleichgewicht gebracht wird – es findet immer zur Mitte zurück.

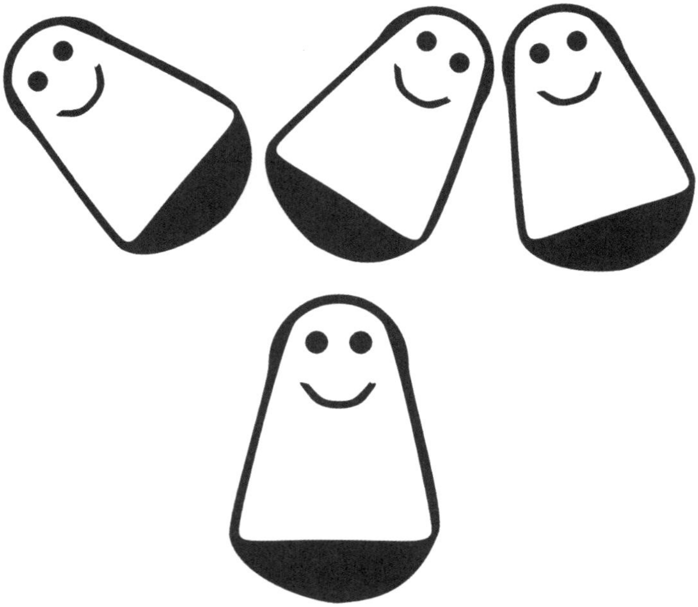

Abbildung 17: Balance wie ein Stehaufmännchen

Was ist das Geheimnis dieses Spielzeuges? Klar – in der Mitte, im untersten Bereich, ist ein Gewicht, das den Schwerpunkt tief und mittig macht und die Figur immer in seine aufrechte Position zieht. Figuren dieser Art sind einfach erklärt und trotzdem üben sie immer wieder eine Faszination aus, da sie sich aus jeder erdenklichen Position aufstellen.

Das Beispiel des Stehaufmännchens symbolisiert, was für Menschen wichtig ist: in der eigenen Mitte zentriert zu sein. Die sechs Schlüsselfaktoren der Resilienz helfen dabei, sich in der eigenen Mitte zu verankern, d. h. Krisen vorzubeugen bzw. während und nach einer Krise schnell zur eigenen Mitte zurückzufinden.

In den folgenden Kapiteln werden Sie diese sechs Schlüsselfaktoren für Resilienz genauer kennenlernen.

1. Vertrauen Sie in die eigene Kompetenz

Das Selbstwertgefühl

Der erste Schlüsselfaktor für Resilienz ist das Selbstwertgefühl. Resiliente Menschen glauben daran, dass es möglich ist, sich aus Krisen emporzuheben und an ihnen zu wachsen: entweder aus eigener Kraft oder mithilfe eines Profis wie einem Therapeuten oder Coach. Viele, die Tragödien erlebten und diese gut verarbeiteten, berichten später von mehr Selbstwertgefühl und einem intensiveren Leben. Sie entdeckten in der Krisenzeit Seiten an sich, die sie vorher nicht kannten.

Was ist Selbstwertgefühl?

Das vorhandene Selbstwertgefühl entscheidet darüber, welche Meinung wir von uns selbst haben – wie wertvoll wir uns fühlen. Es ist ein innerer Filter, der uns ein Urteil über uns selbst bilden lässt und dadurch auch unseren Kontakt zur Umwelt definiert.
Das Selbstwertgefühl wirkt auf:

- Das Selbstbewusstsein, das beschreibt, wie bewusst man sich seiner Selbst ist;
- Das Selbstvertrauen, das sich dadurch auszeichnet, dass man sich selbst vertraut;
- Die Selbstsicherheit, die sich bei der Sicherheit im Auftreten und im Denken zeigt.

Ein Mensch mit geringem Selbstwertgefühl wird selten als gleichwertiger Gesprächspartner auftreten, genauso wenig wie ein Mensch, der ein übersteigertes Selbstwertgefühl hat. Damit spielt das Selbstwertgefühl eine entscheidende Rolle im Umgang mit sich und den Mitmenschen – es fördert oder hemmt die Kommunikation. Wer seinen Mitmenschen mit einem schwachen Selbstwertgefühl gegenübertritt, erhält ein entsprechendes Feedback und setzt damit den fatalen Kreislauf einer negativen selbsterfüllenden Prophezeiung in Gang, wie die folgende Grafik veranschaulicht:

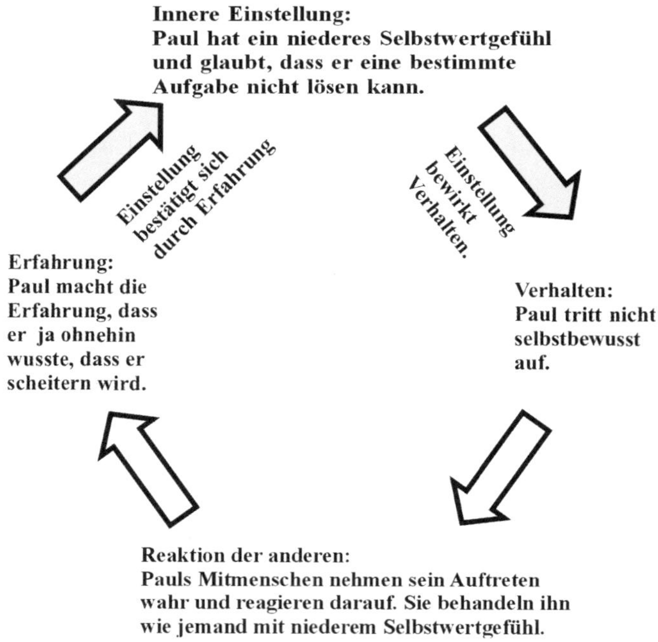

Abbildung 18: Negative selbsterfüllende Prophezeiung

Der Grundstein der inneren Einstellung, die Selbstwert, Vorurteile und Glaubenssätze beinhaltet, wird bereits von den Eltern oder äquivalenten Bezugspersonen gelegt. Dabei zählt, was man von diesen Bezugspersonen gesagt bekommt. Noch mehr Einfluss übt das aus, was einem diese Menschen vorleben!
Ist menschliches Verhalten nicht vererbt? Die neuere Genforschung hat festgestellt, dass es einen Einfluss der Gene darauf gibt, ob man eher extravertiert oder introvertiert veranlagt ist, doch alle Erkenntnisse zeigen, dass das Erlernte im Leben bei Weitem den größten Einfluss ausübt und sogar Gene durch Lernprozesse des Lebens beeinflusst werden.

> Das größte Übel, das den Menschen befallen kann, ist, dass er schlecht über sich selber denkt.
>
> (Goethe)

Wie Sie eben erfahren haben, setzt ein geringes Selbstwertgefühl einen Kreislauf der negativen selbsterfüllenden Prophezeiung in Gang. Die gute Nachricht: Selbsterfüllende Prophezeiungen funktionieren auch in die positive Richtung. Die folgende Abbildung verdeutlicht dies:

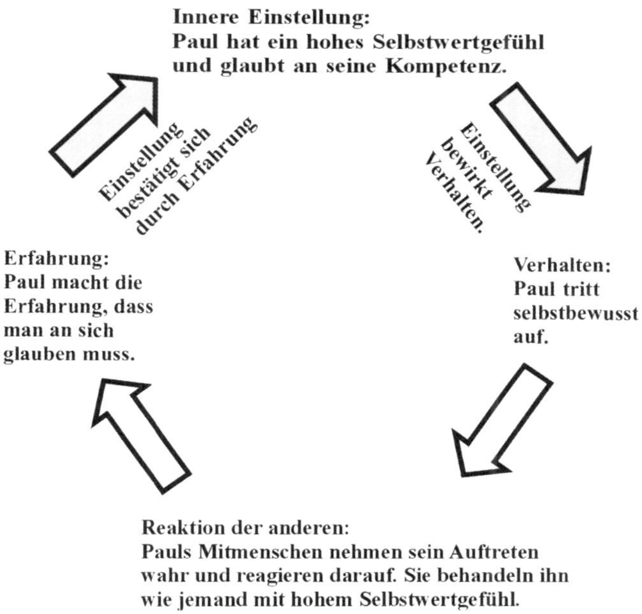

Abbildung 19: Positive selbsterfüllende Prophezeiung

Das selbstbewusste Auftreten Pauls wird von seinen Mitmenschen wahrgenommen, die ihn wiederum adäquat behandeln. Dies bewirkt nun eine Erfahrung, die Paul positiv bestätigt und damit sein Selbstwertgefühl fördert.

Wie kann man einen negativen Kreislauf beenden?

Wahrscheinlich werden Sie sich bereits gefragt haben, wie man aus einem negativen Kreislauf herauskommt. Der erste und wichtigste Schritt ist, zu erkennen, dass man sich in einem solchen Kreislauf befindet. Da jeder von uns, zumeist unbewusst, in mehreren dieser Kreisläufe rotiert, ist es nicht selbstverständlich, dies wahrzunehmen. „Selbsterkenntnis ist der erste Schritt zur Besserung“ weiß schon der Volksmund. Selbsterkenntnis, also ein Bewusstwerden, führt zu mehr Selbst-bewusst-sein. Innere Abläufe zu kennen und die eigene gedankliche und emotionale Struktur zu erkennen steht somit als wichtiger Schritt am Anfang.

Bewusstwerden der Spirale

Bei einer Selbstreflexion setzt man sich bewusst mit eigenen Mustern auseinander und hinterfragt eigene Automatismen selbstkritisch. Eine weitere Hilfe, um eigene Muster und selbsterfüllende Prophezeiungen zu identifizieren, ist die Rückmeldung anderer. Da andere oft Teile des eigenen Verhaltens sehen, die man selbst nicht erkennen kann, bringt das Einfordern von Feedback großartige Impulse. Und schließlich spielen sämtliche Denkmodelle (wie die Spirale der selbsterfüllenden Prophezeiung) ebenfalls eine wichtige Rolle, um sich eigene Muster bewusst zu machen, da bereits die gedankliche Auseinandersetzung auf die eigene Einstellung wirkt. Die geänderte Einstellung wirkt ihrerseits direkt innerhalb der Spirale der selbsterfüllenden Prophezeiung und ist somit ein wichtiger Schritt zur positiven Änderung. Dieser erste Schritt öffnet das Tor, um neue Verhaltensweisen zu probieren, die dann ihrerseits wieder auf die Einstellung wirken. Einstellungsarbeit mit den Komponenten Selbstreflexion, Feedback, verschiedenen Denkmodellen und Ausprobieren neuer Verhaltensweisen bildet daher auch in persönlichkeitsbildenden Seminaren den essenziellen Teil.

> Wer sich selbst vertraut, vertraut auch anderen.

Im weiteren Vorgehen kann man wählen, inwieweit man die Arbeit an der inneren Einstellung vertieft oder beim Verhalten ansetzt, wie dies im Verhaltenstraining geschieht. Was man wählt, hängt prinzipiell vom Einzelnen ab. Heutzutage wird es immer beliebter, an Einstellung und Verhalten in einem Zug zu arbeiten, da das ein sehr effizienter Weg ist.

> Wenn Sie nicht an sich glauben,
> wie sollen dann die anderen an Sie glauben?

Will jemand beispielsweise offener auf andere Menschen zugehen, so kann er aus drei Möglichkeiten wählen:

1. Er kann zunächst seine Einstellung reflektieren und rational an ihr arbeiten, indem er sich klarmacht, was daran gut ist, offener auf andere Menschen zuzugehen, und welche Nachteile es hat, wenn er dies nicht tut. Dann kann er mittels mentaler Botschaften und innerer Bilder (siehe Seite 85) eine neue Einstellung verinnerlichen.

Wahrscheinlich reicht das bereits, um eine positive selbsterfüllende Prophezeiung in Gang zu setzen.
2. Er kann zunächst in seinem Verhalten sicherer werden und dafür mit einem Verhaltenstrainer üben, wie man am besten auf Menschen zugeht und was man im Erstkontakt sagen kann.
3. Er kann auf Nummer sicher gehen und beide Varianten miteinander kombinieren.

Glaube an die eigene Kompetenz

Wir sind als soziale Wesen von Rückmeldungen abhängig. Wer sich als anerkannt, akzeptiert und geliebt erlebt, fühlt sich gut und wertvoll. Niemand ist von äußeren Einflüssen unabhängig, allerdings wird jemand, der an sich glaubt, mit negativen Rückmeldungen leichter umgehen können als jemand, dessen Selbstwertgefühl nicht so hoch ist.

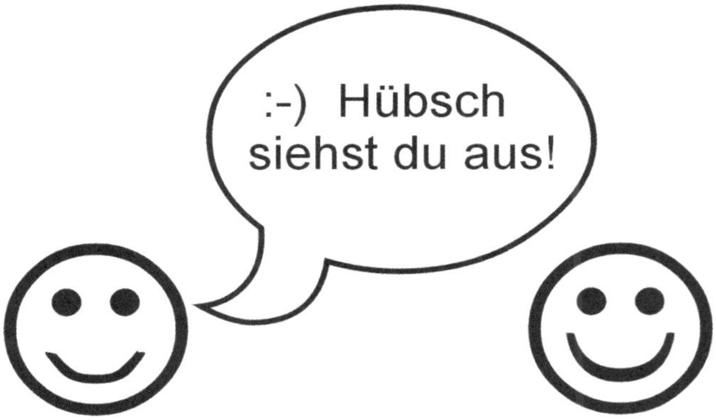

Abbildung 20: Wer sich anerkannt und geliebt erlebt, fühlt sich wertvoll

Menschen mit niederem Selbstwertgefühl sind extern orientiert und damit bei Weitem stärker von der Meinung anderer abhängig als Personen mit hohem Selbstwertgefühl, die intern orientiert sind.
Folgendes Beispiel veranschaulicht dies: Jemand, der extern orientiert ist, wird beim Kauf einer neuen Hose Wert darauf legen, seinen Partner dabei zu haben oder er wird sich zumindest beim Blick in den Spiegel überlegen: „Ist das nach dem Geschmack meines Partners?“; „Gefällt das den anderen?“... Eine intern orientierte Persönlichkeit würde sich in der gleichen Situation fragen: „Gefällt mir das?“; „Passt mir das?“.
Zu welcher Gruppe würden Sie sich zählen – intern oder extern orientiert? Fragen Sie sich oft, ob das, was Sie tun, für andere passt bzw.

orientieren Sie sich an der Meinung anderer? Oder tendieren Sie eher zu der Frage, ob es für Sie selbst passt und fragen niemanden sonst?

Externe Orientierung	Interne Orientierung
Ein extern orientierter Mensch richtet sich stark nach der Umwelt. Das kann in vielen Fällen eine Stärke sein, da ein solcher Mensch auf seine Mitmenschen sehr gut eingehen kann. Dies macht ihn aber gleichzeitig stärker abhängig von anderen, weshalb er bei sehr ausgeprägter externer Orientierung an seinem Selbstwertgefühl arbeiten sollte, um eine gesunde Balance zu halten. Er muss lernen, nach einem Rückschlag selbstständig und schnell wieder an sich zu glauben.	Der intern orientierte Mensch richtet sich nach sich und seinem Gefühl. Er signalisiert damit ein hohes Selbstwertgefühl. Mitunter läuft er Gefahr, seine Umwelt zu übersehen und nicht sensibel auf andere zu reagieren. Solange es diese Person schafft, ein Gefühl für andere zu behalten und nicht in puren Egoismus abdriftet, hat er eine solide Basis, die ihm nach einer Niederlage eine stabile Stütze ist.

Ein bewusstes Verhalten, dass sich situationsbedingt intern oder extern orientiert, ist der Schlüssel für das Generieren von Erfolgen aus Rückschlägen.

„Früher da ich unerfahren
und bescheidener war als heute,
hatten meine höchste Achtung
andere Leute.

Später traf ich auf der Weide
außer mir noch andere Kälber
und nun schätz' ich sozusagen
erst mich selber."

(Wilhelm Busch)

Für einen geringen Glauben an die eigene Kompetenz sprechen folgende Indizien:

- Übermäßige Abhängigkeit von der Umwelt (Jasager) mit geringer eigener Meinung und wenig Initiative,
- übersteigertes Sicherheitsbedürfnis,
- krankhaftes Geltungsbedürfnis,
- übersteigerte Jagd nach Erfolg,

- Auftreten verschiedener Ängste,
- Unsicherheit oder Aggression.

Dazu ein Beispiel, in dem drei Reaktionsvarianten für folgende Ausgangssituation durchgespielt werden: Frau Bauer ist die Musik des Nachbarn zu laut.

Szenario unsicheres Verhalten:
Frau Bauer unternimmt aufgrund ihrer Unsicherheit nichts. Ihr Ärger wächst innerlich an, sie wartet dennoch und frisst den Ärger in sich hinein. Dabei werden eigene Gefühle, Bedürfnisse und Rechte geleugnet und der Eingriff anderer wird toleriert. Ein solches Verhalten ist emotional nicht aufrichtig und führt zu ängstlicher, enttäuschter Reaktion. Unsichere Menschen hoffen, dadurch unangenehme und riskante Situationen zu vermeiden und weichen Konfrontationen, Spannungen und Konflikten aus. Problematisch ist, dass der aufgestaute Groll zu körperlichen Beschwerden im Magen-Darm-Bereich führt oder im Nachhinein zu Wut und Unzufriedenheit, die dann in Aggression überschlägt. Ein schönes Bild, das dieses Verhalten beschreibt, kommt aus dem Wiener Dialekt: Da werden Personen, bei denen häufig Unsicherheit in Aggression überschlägt, als „Häferl" bezeichnet. Das steht für eine Tasse, die sich Tropfen für Tropfen füllt und dann plötzlich überläuft. Läuft jemand wie ein „Häferl" über, dann konfrontiert er sein Umfeld unerwartet mit Vorwürfen, die sich über einen langen Zeitraum still und leise – Tropfen für Tropfen – angestaut haben.

Szenario aggressives Verhalten:
Frau Bauer weiß sich nicht anders zu helfen und explodiert. Sie rennt hinüber und schreit den Nachbarn an. Der weiß , wie ihm geschieht, da ihm nicht bewusst war, dass man seine Musik so laut hört.
Eigene Gefühle und Bedürfnisse werden über die anderer gestellt. Man tritt übersicher für eigene Rechte ein und ignoriert die Rechte anderer. Zwar werden die eigenen Rechte angemeldet, doch in Form einer Überreaktion, womit man sich letztlich selbst schadet.
Aggressives Verhalten lässt keinen Spielraum für andere Sichtweisen oder Meinungen und führt zu Intoleranz. Man reagiert aufgestauten Ärger ab, erreicht seine Ziele allenfalls nur kurzfristig, da man sich von anderen Menschen entfernt und abkapselt, wodurch man sich nicht selten frustriert, verbittert und einsam erlebt, was das Aggressionspotenzial tendenziell aufrechterhält.

Verhalten mit Selbstwertgefühl – so einfach könnte es sein:
Frau Bauer ist die Musik des Nachbarn zu laut und sie reagiert sofort. Freundlich und höflich redet sie mit dem Nachbarn und sagt ihm in aller Ruhe, dass ihr seine Musik zu laut ist.

> Wir sind nicht ohnmächtig und wir sind nicht allmächtig.

Bei diesem Verhalten wird man eigenen Gefühlen, Bedürfnissen und Vorstellungen gerecht, tritt für seine legitimen Rechte ein, ohne Rechte anderer zu schmälern. Das hohe Selbstwertgefühl ermöglicht ein Verhalten mit emotionaler Ehrlichkeit. Was hat man davon? Man erreicht seine Ziele und selbst dann, wenn das nicht geschieht, ist man positiv eingestellt, im Bewusstsein, sich richtig verhalten zu haben und die Gesprächsbasis nicht zerstört zu haben.

Wer ein von hohem Selbstwertgefühl getragenes Verhalten an den Tag legt muss keine übermenschlichen Dinge leisten, gleichwohl ist es nicht immer einfach, aus der inneren Mitte zu handeln.

Deshalb beschäftigt sich der folgende Abschnitt mit Strategien, die dabei helfen, Selbstvertrauen zu entwickeln bzw. zu stärken.

Selbstvertrauen kann man lernen

Wie kann man sein Selbstvertrauen erhöhen, um eine gute Basis für Resilienz zu haben?
Abgesehen davon, dass jede positive Lebenserfahrung das Selbstvertrauen erhöht, wird auch jede Krise, die positiv verarbeitet ist, das Vertrauen in die eigene Kompetenz steigern. Jede schwierige Situation, an der man ein Stück wachsen konnte, erhöht das Selbstvertrauen und steigert das Selbstwertgefühl. Ein hohes Selbstvertrauen erleichtert den resilienten Umgang mit Krisen. Ist eine Niederlage nicht bewältigt, dann ist es sinnvoll, mit einem professionellen Begleiter, z. B. einem Therapeuten oder einem Coach, die Vergangenheit aufzuarbeiten.
Ist keine Aufarbeitung der Vergangenheit nötig, tendiert die moderne angewandte Psychologie klar zu zukunfts- und lösungsorientierten Methoden, die nach vorne blicken, statt im Gestern zu wühlen. Steve de Shazer und Wissenschaftler, die seinen Ansatz der Kurzzeittherapie verfolgen, stellen die Lösung kompromisslos in den Vordergrund und haben damit große Erfolge. Für die Krisenbewältigung und zur Unter-

stützung in Mitarbeiterführung, Beratung und (Selbst-)Coaching sind diese Methoden zur Grundlage geworden, da sie äußerst effizient Hilfe bieten und schnell etwas bewirken.

Selbstwertgefühl mit inneren Strategien steigern

Wenn es einen konkreten Bereich gibt, für den jemand ein größeres Selbstvertrauen wünscht, so erhöht er sein Selbstwertgefühl am besten mit inneren Strategien. Innere Strategien sind Selbstgespräche, bildhafte Vorstellungen und Emotionen, die als innere Schritte ablaufen.
Wir haben innere Bilder und Selbstbotschaften im Einzelnen ja bereits kennengelernt. Jetzt geht es daran, dieses Wissen zusammenzuführen, da die inneren Strategien das Zusammenspiel der Ebenen beschreiben.
Sucht beispielsweise jemand einen Job und wird zu einem Vorstellungsgespräch eingeladen, so würde eine positive innere Strategie so aussehen: Er verwendet Selbstgespräche wie: „Ich habe Erfahrung und immer gute spontane Ideen". Als hilfreiche bildhafte Vorstellungen erinnert er sich an seine erfolgreichsten Gespräche. Emotional geht er aufgeregt, aber mit einer grundlegenden Zuversicht und einer positiven Energie ins Gespräch, die ihm in der Vergangenheit schon öfter geholfen hat.
Diese Strategie besteht somit aus einer Abfolge von Selbstgespräch – bildhafter Vorstellung – Emotion. Innere Strategien haben die unterschiedlichsten Abfolgen dieser Elemente, können unterschiedlich lang sein und sind individuell. Indem man ihre inneren Abläufe analysiert, kann man von erfolgreichen Menschen lernen, ohne sie zu kopieren, da man die Strategie immer mit eigenen Inhalten füllt. Genauso kann man von sich selbst lernen, wie der nächste Punkt zeigt.

Positives überlagert Negatives

In der Arbeit mit eigenen Strategien überlagert man einen unerwünschten inneren Ablauf mit einer positiven inneren Strategie. Dabei kann die Strategie, die man als positive Hilfe verwendet, aus einem vollkommen anderen Bereich kommen. So könnte beispielsweise der Jobsuchende, der an seinen Fähigkeiten im Bewerbungsgespräch zweifelt, innere Strategien aus dem Segeln abrufen, weil er dort immer an sich glaubt! Das bietet eine wunderbare Möglichkeit, an eigenen inneren Abläufen zu arbeiten. Damit dies möglichst einfach gelingt, wird das folgende Arbeitsblatt von einem Beispiel begleitet, das schnell klar macht, worum es geht und wie man vorgeht.

Praxis-Arbeitsblatt: Positive Strategien übertragen

Das folgende Beispiel, in dessen Mittelpunkt Anna steht, veranschaulicht die in diesem Arbeitsblatt dargestellten Schritte: Aufgrund schlechter Erfahrungen in der Kindheit hatte Anna Schwierigkeiten, auf andere Menschen zuzugehen. Ihr mangelndes Selbstvertrauen in diesem Bereich empfand Anna vor allem dann als besonders hinderlich, wenn es ihr generell nicht gut ging. Sie zog sich dann zurück und konnte keinen Kontakt zu anderen finden – ein Teufelskreis, da der Kontakt zu anderen ein wesentlicher Punkt für den Aufbau von Resilienz ist (siehe Seite 144).

Verwenden Sie folgendes Arbeitsblatt für Ihre eigene Situation. Zur Verdeutlichung des Ablaufs können Sie jederzeit einen Blick darauf werfen, wie Anna vorgegangen ist:

1. In welchem Zusammenhang wollen Sie Ihr Selbstwertgefühl erhöhen, um krisenfester zu werden?

   Anna fasste das mit folgendem Satz zusammen: „Ich möchte mehr Selbstvertrauen haben, wenn ich auf andere zugehe und Kontakt zu ihnen aufbaue."

2. Denken Sie nun an Momente, in denen Sie trotz großer Herausforderung ein maximales Selbstvertrauen hatten. Diese Situationen sollen mit dem eigentlichen Anliegen gar nichts zu tun haben. Falls mehrere Situationen zur Wahl stehen, entscheiden Sie sich für die Beste und holen Sie diese Situation vor Ihr geistiges Auge.

Mein Selbstwertgefühl war hoch bei:

____

____

Anna wählte bei diesem Schritt das Skifahren. Da sie ist eine exzellente Skifahrerin ist, verfügt sie hier über großes Selbstvertrauen. Auch bei schwierigen Pisten vertraut sie ihrer eigenen Kompetenz vollkommen.

3. Analysieren Sie nun, mit welcher inneren Strategie Sie an die Situation, in der Sie großes Selbstvertrauen hatten, herangingen: Welche Schritte spielten sich innerlich ab, die Sie damals so selbstbewusst agieren ließen? Welche inneren Bilder, inneren Stimmen und Emotionen spielten knapp davor und währenddessen eine Rolle? Welche Selbstgespräche führten Sie und woran dachten Sie?

Notieren Sie diese Schritte bitte detailliert.

Meine inneren Schritte

	davor	währenddessen
innere Bilder		
Selbstgespräche		
Gefühle		
sonstiges		

Die innere Strategie von Anna bestand aus folgenden Schritten:

- Knapp bevor sie losfährt, schaut sie sich die Piste noch einmal in aller Ruhe ganz genau an.
- Sie beginnt, gedanklich einen Weg zu zeichnen.
- Sie prüft, wie der Schnee heute ist, und freut sich auf den Genuss der Balance.
- Während sie bereits losfährt, sagt sie sich: „Genieße es, mit der Natur eins zu sein – los geht's".
- Während des Fahrens bleibt sie fokussiert und konzentriert.
- Gleichzeitig ist sie entspannt und locker und behält Übersicht und Flexibilität.

4. Überlegen Sie nun, welche Strategie bei Ihnen innerlich in der Situation läuft, in der Sie ein höheres Selbstwertgefühl und mehr Kompetenz erlangen wollen.

Innere Schritte bei zu verbesserndem Gebiet:

____

____

Wenn Anna auf andere Menschen zuging, sagte ihre innere Stimme, dass das ein Mädchen nicht machen könne, und es entstand ein inneres Bild, das sehr statisch wirkte.

5. Identifizieren Sie die Unterschiede zwischen den beiden Strategien. Überlegen Sie konkret, wie sich dabei die inneren Bilder in Farbe, Größe und Bewegung unterscheiden bzw. in welchen Details Selbstgespräche anders sind.

Detaillierte Unterschiede zwischen 3. und 4.:

Bei Anna gab es diese innere Stimme, dass das ein Mädchen nicht machen dürfe, bei der Skisituation überhaupt nicht. Dafür sagte sie zu sich: Los geht's". Das innere Bild war beim Skifahren farbiger, größer und bewegter als beim Zugehen auf andere Menschen. Zudem gab es die Phase 'Übersicht gewinnen' und 'geistig einen Weg zeichnen', die beim Kontaktverhalten fehlte.

6. Der nächste Schritt ist die positive Übertragung! Übernehmen Sie die Strategie des maximalen Selbstvertrauens aus 3. für die gewünschte Situation, indem Sie alle Details mental auf 4. überlagern. Gehen Sie dazu die zu verbessernde Strategie mit den Details aus Schritt 3. durch und stellen Sie sich diese Abfolge realistisch bildlich vor. Wiederholen Sie dies mehrmals in Ihrer Fantasie, damit sich die Strategie gut überlagert. Sollte etwas unklar sein, orientieren Sie sich am Beispiel von Anna.

Anna hatte ihre Strategie folgendermaßen verändert: Sie blickte sich vor einer Kontaktaufnahme genau um und betrachtete die Ausgangssituation. Sie zeichnete geistig eine Grobstruktur ihres Vorgehens mit den folgenden Qualitäten der inneren Bilder: bewegt, groß und farbig. Dann sagte sich: „Los geht's" – alles wie beim Skifahren, nur mit ganz anderen Inhalten und Zielen. Der Moment des entspannten Genießens stellte sich dann von selbst ein. Anna konnte mit der veränderten Strategie ihr Selbstvertrauen erhöhen und dadurch viele neue wertvolle soziale Kontakte knüpfen.

7. Probieren Sie die neue Strategie in einer realen Situation aus.

8. Modifizieren Sie die Strategie nach Ihrer Praxiserfahrung, damit ein noch höheres Selbstvertrauen entstehen kann.

Flucht nach vorne – Training von Selbstvertrauen in der Praxis

Eine weitere sehr effiziente Methode, um Selbstvertrauen zu erlangen, ist die „Flucht nach vorne". Ullrich und Ullrich haben ein Selbstvertrauen-Trainingsprogramm ausgearbeitet, das ein Training in der realen Welt beschreibt. Eine Begleitung durch einen Coach oder Trainer ist dabei von Vorteil, wenngleich man auch alleine gute Fortschritte erzielen kann.

Zunächst müssen Sie sich während eines Zeitraums von zehn Tagen selbst beobachten und dabei Ihr Selbstwertgefühl zum Gegenstand der Beobachtung machen. Es ist wichtig, dass Sie sich wie immer verhalten und alle Beobachtungen ehrlich niederschreiben.

Das könnte so aussehen:

- „Als ich unerwartet eine Präsentation vor fünfzig Personen durchführen musste, stotterte ich öfter und fand mehrmals nicht die richtigen Worte. Ich empfand das als Rückschlag in meiner Karriere."
- „Mein Statement wurde vom Kollegen mit ironischen Bemerkungen niedergemacht, alle lächelten. Mir schoss das Blut in den Kopf und ich konnte keine Argumente finden."
- „Abends hatten wir Gäste. Diese blieben länger als erwartet. Mir dauerte das zu lange, ich wagte aber nicht, etwas zu sagen."
- In jener Situation fühlte ich mich unwohl …
- Da und dort hatte ich Hemmungen oder Ängste …
- In dem Umfeld war ich unsicher, fühlte ich mich wertlos …

Dann ordnen Sie diese Beobachtungen danach, wie stark sie Ihr Selbstwertgefühl beeinflussen. Nun überlegen Sie, was Sie ändern möchten. Formulieren Sie Ihr Änderungsbestreben so, dass konkret beschrieben wird, was Sie besser machen wollen, z. B.:

1. Unter Stress den Überblick behalten,
2. meine Bedürfnisse freundlich und ehrlich ansprechen,
3. locker sein, wenn ich mir unbekannte Menschen anspreche.

Nun beginnt der spannendste Abschnitt, der zugleich Freude macht, weil man dabei nach kurzer Überwindung entdeckt, wie schön es ist, eigene Grenzen zu überschreiten. Spielerisch konfrontiert man sich

systematisch mit seinen Ängsten, deren Überwindung keine nachteiligen Folgen hat, und tut genau das, wovor man sich scheut.
Hierzu ein Tipp: Stellen Sie sich nach jedem gelungenen Versuch eine Belohnung in Aussicht – etwas, was Sie sehr gerne haben, sich aber nur selten gönnen.
Sie erinnern sich an Anna aus dem vorigen Beispiel. Anna hatte Hemmungen, mit Menschen in Kontakt zu treten. Wenn sie zusätzlich dieses Praxisprogramm machen möchte, sollte sie sich mit genau jenen Situationen konfrontieren, die sie scheut – nämlich, andere Menschen anzusprechen.
Hier ist die Unterstützung durch einen Coach vorteilhaft, da alles im realen Umfeld z. B. auf der Straße, im Café usw. stattfindet. Zudem kann der Coach dabei helfen, die Vorgehensweise zu strukturieren:
Machen Sie **zuerst einfache Schritte**, in einfacher Umgebung, mit einfachen Situationen und steigern Sie dann langsam die Anforderungen. Es fällt Anna beispielsweise leichter, eine freundliche ältere Dame auf der Straße nach dem Weg zu fragen, als jemanden anzusprechen, den sie anziehend findet.
Ziel ist es, erste Erfolgserlebnisse zu schaffen, und daher bieten sich einfache Konversationen wie das Fragen nach der Zeit oder ein belangloser Austausch über die schöne Natur an.
Es ist grundsätzlich besser, mit einfachen Schritten zu beginnen, damit vorwiegend Erfolgserlebnisse geschaffen werden und der bereits beschriebene Kreislauf der positiven selbsterfüllenden Prophezeiung in Gang gesetzt wird.
Nachdem in dieses Training Menschen eingebunden sind, von denen wir nicht wissen, wie sie reagieren, wird es auch Momente geben, in denen nicht alles glatt läuft. Das kann man dann getrost auf die leichte Schulter nehmen – es geht ja um nichts. Zudem ist es okay und ganz natürlich, dass nicht jeder „mitspielen" möchte. Die Mehrzahl der geschaffenen Erfahrungen wird jedenfalls positiv sein, wenn der Schwierigkeitsgrad richtig gewählt ist. Bei Bedarf kann dieser Grad jederzeit vereinfacht werden.
Erst, wenn die leichten Übungen gelingen, steigert man die Intensität der Aufgaben langsam, und nach dem Bestehen jeder „Mutprobe", belohnt man sich! Das Belohnen verstärkt den Lernerfolg, man muss nur aufpassen, dass die Belohnungen nicht nur aus Schokolade bestehen und man deshalb zunimmt. (Anmerkung des Autors: Das eigentliche Lernen geschieht natürlich durch die Konfrontation mit

den Situationen. Die Belohnung ist nur ein kleiner, aber sehr nützlicher Verstärker.)
Wenn Sie das Praxistraining starten, bedenken Sie bitte, dass es lediglich um ein Ausprobieren geht. Erlauben Sie sich Fehler bzw. wählen Sie die Aufgaben so, dass Fehler nichts ausmachen. Ihr Unbewusstes lernt dabei in kleinen wohldosierten Schritten zwei wichtige Dinge: Die Fähigkeit, durch kleine Rückschläge oder Fehler zu wachsen und die Möglichkeit, Erfolge durch die Freude am Probieren zu erlangen, wofür es laufend belohnt wird.
Das gesamte Training erfordert etwas Durchhaltevermögen, kostet aber keine Zusatzzeit, da man es in das tägliche Leben einbauen kann. Es ist individuell, maßgeschneidert und bringt eine Menge neuer Erkenntnisse, Lebenserfahrungen und deutliche Fortschritte bei der Steigerung des Selbstwertgefühls.

> Menschen folgen Ihnen wegen Ihrer Stärken –
> und sie lieben Sie wegen Ihrer Schwächen.

Übung: Gegen Fehler desensibilisieren

Sollten Sie sich schwer damit tun, eigene Fehler zuzulassen, wird Ihnen diese Übung helfen. Sie bewirkt eine gute Desensibilisierung gegen Fehlerängste und ist hilfreich für Perfektionisten bzw. alle, die damit Schwierigkeiten haben, Fehler zu machen:
Schreiben Sie eine E-Mail an Freunde, in der Sie absichtlich viele Fehler machen – Iich dahf Fäla maachn! Machen Sie sich einen Spaß daraus, Ihre eigene Korrektheits-Grenze zu überschreiten und schauen Sie, wie Ihre Freunde reagieren. Bei Bedarf verraten Sie den Sinn der Übung.

Tipps zur Steigerung des Selbstwertgefühls und der eigenen Kompetenz:

- Nehmen Sie sich in Ihrer Einmaligkeit an.
- Entdecken Sie Ihre positiven Seiten.
- Seien Sie freundlich zu sich und anderen.
- Gehen Sie auf den Unterschied zwischen Wunsch und Wirklichkeit neugierig zu.

- Was Sie denken und fühlen, hängt von Ihrer Einstellung ab, bedenken Sie, dass das auch bei anderen Menschen der Fall ist.
- Die persönliche Einstellung ist erlernt und nicht naturgegeben, man kann sie ändern und Neues lernen.
- Werden Sie der, der Sie werden können und genießen Sie es.

2. Verlassen Sie die Opferrolle

Die Opferrolle versteckt sich gerne

Sehen Sie sich gerne als Opfer und jammern Sie deshalb oft? Verneinen Sie bitte nicht zu schnell, denn die Opferrolle versteckt sich manchmal sehr geschickt. Menschen, die ein geringes Selbstwertgefühl haben, neigen dazu, eine Opferrolle einzunehmen. Die klassische Opferrolle wird auch als sogenannte „untersichere Rolle" bezeichnet.

Untersichere Opferrolle

Menschen, die sich in der untersicheren Opferrolle befinden, fühlen sich ihren Mitmenschen gegenüber unterlegen und stellen sich als klein und hilflos dar. Sie leiden mehr oder weniger offensichtlich. Ob sich jemand hinter einer solchen untersicheren Rolle versteckt, zeigt sich bereits in so einfachen Erklärungen wie: „Ich wäre ja viel lieber ein Künstler. Um Geld zu verdienen muss ich in der Buchhaltung arbeiten". Wer so etwas sagt, leidet unter Umständen sein Leben lang daran, dass er nicht Künstler wurde und sieht sich dabei als Opfer der Gesellschaft oder der Umstände.

Wie kann man aus dieser Rolle aussteigen?

Da sich jemand in einer untersicheren Rolle typischerweise laufend selbst infrage stellt, verfügt es über großes Potenzial, aus der Spirale auszusteigen. Er hinterfragt sich selbst gezielt und macht sich klar, dass er Künstler sein könnte, aber er müsste dafür einige Abstriche in Kauf nehmen. Denn es ist offensichtlich – Buchhalter zu sein hat gegenüber dem Künstlerdasein Vorteile: Die Entscheidung für Sicherheit, fixes Einkommen und geregelte Arbeitszeiten und damit gegen ein Künstlerleben beruht auf einer Nutzenabwägung, und es ist durchaus logisch, den Beruf des Buchhalters zu ergreifen. Das Unbewusste entscheidet sich zugunsten des eigenen Nutzens. Es gibt dabei keinen

Grund, sich selbst zu bemitleiden, denn wo man steht, steht man aus gutem Grund. Man ist z. B. nicht dazu bereit, ein hohes Risiko einzugehen, man will einen bestimmten Aufwand nicht erbringen oder erkennt für sich zu wenig Vorteile. Menschen sind nicht dumm, sie machen etwas, weil sie etwas davon haben.

Sein eigener Kapitän sein – proaktives Handeln

Menschen entscheiden sich frei für eine bestimmte Richtung und akzeptieren auf diesem Weg manches Unangenehme, um Vorteile zu erlangen und Ziele zu erreichen. Wer jeden Morgen früh aufsteht, um zur Arbeit zu fahren, hat sich dafür frei entschieden, niemand zwingt ihn dazu. Er könnte genauso gut weiterschlafen – überleben würde er trotzdem. In unserer Welt der Sozialstaaten gibt es ein System, das ihn auffangen würde – es ist also tatsächlich eine freie Entscheidung, die deshalb getroffen wird, weil ein Arbeitnehmer gegenüber einem Sozialhilfeempfänger etliche Vorteile hat. Wenn Sie sich für das Aufstehen entscheiden, dann genießen Sie es und geben Sie Ihr Bestes. Es bringt nichts, dabei zu jammern. Oder entscheiden Sie sich gegen die Arbeit und das Aufstehen und bleiben Sie im Bett. Dazu ein provokativer Gedanke: Sie können auch entscheiden, für immer liegenzubleiben. Überleben werden Sie trotzdem, es gibt Anstalten, die dafür sorgen ...

Damit es nicht so weit kommt, finden Sie hier ein Aufstehritual, das sehr nützlich ist, wenn Sie einmal einen schlechten Tag oder einen schwachen Moment haben.

Übung: Aufstehritual

Stehen Sie am Morgen nicht einfach auf, sondern entscheiden Sie ganz bewusst – ich will jetzt am Leben teilnehmen und stellen Sie sich folgende Fragen:

- Wofür bin ich dankbar?
- Worauf freue ich mich heute?
- Wie steuere ich meine Aufmerksamkeit zu einer positiven Körpereinstellung?

Gestalten Sie die Fragen zu einem persönlichen Ritual aus. Die beste Wirkung ist gegeben, wenn Sie es mit leichter körperlicher Bewegung kombinieren!

Sinn geben, statt Klagen

Der vierundfünfzigjährige Josef litt darunter, dass sein Chef ihm eine Führungsaufgabe zugesagt hatte und sein Versprechen nicht halten konnte. Der Frust war groß, aber aufgrund seines Alters fand sich kein anderer Job. Daher war Josef der inneren Kündigung nahe und litt vor sich hin. Glücklicherweise öffneten sich ihm eines Tages die Augen und er erkannte, dass er sich damit in erster Linie selbst schadet. Er änderte seine Einstellung und sagte sich ab sofort: Ich weiß, dass alles, was ich mache, beste Qualität hat, auch wenn es nicht von allen Kollegen geschätzt wird. Ich gebe ganz einfach täglich mein Bestes – wie früher. Ich arbeite konzentriert weiter – für mich und mein Wohlbefinden. Wenn die Firma etwas davon hat, ist das ein erfreuliches Nebenprodukt. Hauptsache, ich mache etwas, das mir selbst gut tut.

Dieses Beispiel zeigt sehr deutlich, welche Macht die eigene Sinngebung hat. Wir geben unserer Existenz Bedeutung und definieren damit unglaublich viel in unserem Leben selbst. Eine Sinngebung, die uns Gutes tut, ist daher ein legitimes Mittel für jene Dinge, die wir tatsächlich nicht ändern können. Das ist genauso okay, wie sich ohne Grund glücklich zu fühlen.

Übersichere Opferrolle

Die bisher behandelte Opferrolle rührt von einer untersicheren, unterlegenen Position her. Derjenige, der sie einnimmt, klagt darüber, wie arm und hilflos er sei. Die zweite Art von Opferrolle ist besser getarnt. Menschen, die sie einnehmen, flüchten sich in Abwertungen ihres Umfelds. Diese Form des Verhaltens wird hier als übersichere Ausprägung der Opferrolle bezeichnet und sieht eigentlich wie das Gegenteil einer Opferrolle aus.

Eine übersicher agierende Person begegnet anderen Menschen mit Vorwürfen und macht sie mehr oder weniger offensichtlich zu Schuldigen: „Du bist schuld“, „du hast mich wütend gemacht“, „du machst mir Stress ...“. In Wirklichkeit resultieren Aussagen, die dem anderen die Verantwortung zuschieben, ebenfalls aus einer Opferrolle. Dahinter verbirgt sich nämlich eine Haltung wie „Ich bin so arm, weil du mir Stress machst, ich muss leiden, weil du so dumm bist“ usw. Zwar verbirgt sich diese Form der Opferrolle unauffällig hinter einem polternden und beschuldigenden Auftreten, das die Umgebung abwertet. Genauer betrachtet ist aber der Vorwurf „du machst mich ...“ ein klarer Hinweis darauf, dass sich derjenige, der ihn ausspricht, von anderen abhängig fühlt und seine Reaktion ein Akt der Hilflosigkeit ist.

> Fühle dich für dein Verhalten verantwortlich.

Darüber hinaus flüchtet ein übersicherer Beschuldiger davor, selbst Verantwortung übernehmen zu müssen, da er diese an andere abschiebt. Das sogenannte „übersichere" Verhalten wird seinem Namen nicht gerecht, denn es hat mit Sicherheit gar nichts zu tun. Es entspringt keiner „starken" Position, sondern einer sehr schwachen – meistens einer schwächeren als alle anderen bisher besprochenen.

Wie kann man aus diesem Muster herauskommen?
Für jemanden, der das übersichere Verhaltensmuster verkörpert, ist es schwer, dies zu bemerken, da er die Tendenz hat, auch hier die Verantwortung abzuschieben. Frei nach dem Motto: Ich wäre ja ganz anders, nur die Umwelt lässt es nicht zu. Es gelingt ihm lange, seine Welt aufrechtzuerhalten, ohne dass er auf die Idee kommt, selbst etwas ändern zu müssen.

> Wer der Überzeugung ist, dass die anderen schuld sind,
> vergibt die Chance, sich selbst weiterzuentwickeln.

Oft werden Menschen mit dieser Einstellung erst dann bereit sein, über sich nachzudenken, wenn etwas wirklich Einschneidendes in ihrem Leben passiert. Häufig entsteht die Bereitschaft, etwas zu ändern, erst durch einen Leidensdruck: Der Partner, der sie verlässt, der Herzinfarkt, der die Warnungen der Ärzte wahrmacht. Plötzlich sind auch diese Menschen bereit, sich zu ändern. Wahrscheinlich zu spät. Allerdings muss es nicht so weit kommen, sofern man die eigene Haltung früh genug hinterfragt. Ein selbstreflexiver Mensch bemerkt, wenn er zum Opfer der eigenen Denkmuster wird, und hat es nicht mehr nötig, sich oder andere abzuwerten.
Wenn man der Meinung ist, dass der andere verantwortlich für die eigenen Gefühle ist, hilft folgende Frage:
Wieso gebe ich dem anderen so viel Macht, dass er meine Gefühle bestimmt?
Wer sich diese Frage ehrlich stellt, wird eigene Aussagen wie „du machst mich …", „durch dich fühle ich mich …" schnell als falsch entlarven: Man ist immer selbst derjenige, der wütend, traurig oder voller Stress ist, und man wird nicht von jemand anderem dazu ge-

macht. Korrekt kann nur sein: „Ich mache mir Stress“, „ich fühle mich depressiv“, „ich mache mir Gedanken und kann nicht schlafen.“

> Ich weiß, was ich denke, und kenne meine Einstellungen und Glaubenssätze, ich weiß, was ich tue, und mache das bewusst.

Die folgende Übung hilft dabei, sich selbst besser kennenzulernen und künftig nicht mehr die Opferrolle einzunehmen. Dabei zu erleben, wie man diese Rollen ablegt, ist befreiend und wohltuend.

Übung: Top-5-Jammerer

Schreiben Sie die Top 5 Ihrer Jammer-Botschaften auf. Worüber beschweren Sie sich gerne? Z. B.:

1. Die Vorgesetzten sind unfähig.
2. Immer ich.
3. Ich bin von Dummköpfen umgeben.
4. Früher war alles besser.
5. Ich bin so ungeschickt.

Reihen Sie jene Botschaften, die Sie besonders gerne verwenden, ganz nach vorne.

Es geht nicht darum, niemals zu jammern, sondern darum, eigene Denkmuster kontrollieren zu können und nicht Opfer derselben zu sein! Um das zu erreichen, merken Sie sich das Jammern, das Sie als erstes kontrollieren wollen, weil es destruktiv wirkt. Auf diese Weise können Sie schnell wahrnehmen, wenn sich diese Botschaft wieder zu Wort meldet.

> „Du hast Gedanken, aber du bist nicht dein Gedanke."
>
> (Laotse)

Entwickeln Sie Humor, damit Sie über sich und Ihre Jammer-Botschaft lachen können. Sagen Sie sich ganz bewusst – „ach ja, die Tour schon wieder, kenn ich ja bereits, ... schon wieder erwischt ...“. Sobald Ihnen das gelingt, können Sie diese Botschaft im nächsten Schritt durch positiv bestärkende Selbstbotschaften ersetzen, die Sie bereits kennengelernt haben. Es geht nicht darum, niemals zu jammern, sondern darum, eigene Denkmuster kontrollieren zu können und nicht Opfer derselben zu sein!

Erlernte Hilflosigkeit

Ob jemand eine der Opferrollen einnimmt oder etwas zu ändern versucht, ist in hohem Maße von der individuellen Bewertung desjenigen abhängig. Diese Bewertung ist erlernt, was mehrfach wissenschaftlich belegt wurde. Es gibt dazu etliche experimentelle Studien, die bedeutendsten stammen von Martin Seligman. Er bewies mit seinen Untersuchungen zur „erlernten Hilflosigkeit“, dass Menschen und Tiere Hilflosigkeit erlernen können.

Die Experimente wurden mit verschiedenen lernfähigen Tieren gemacht: Hunde, Ratten, Mäuse. Die Tiere waren in zwei Gruppen aufgeteilt und befanden sich in zwei identischen Räumen, in denen über einen Metallboden ungefährliche, aber unangenehme Stromimpulse abgegeben werden konnten. Eine dritte Gruppe war die Kontrollgruppe.

In beiden Räumen wurde die gleiche Anzahl unangenehmer Elektroimpulse in unregelmäßigen Zeitintervallen ausgelöst. Im zweiten Raum befanden sich außerdem ein Hebel und eine Lampe, die kurz vor dem elektrischen Impuls aufleuchtete. Durch Betätigen des Hebels konnten die unangenehmen Reize vermieden werden. Die Tiere im zweiten Käfig lernten schnell, wie man den Stromimpuls verhindern konnte. Sie liefen beim Aufleuchten der Lampe zum Hebel und betätigten ihn. Es entstand hektische Bewegung.

Im ersten Käfig wirkten die Tiere hingegen nach einiger Zeit phlegmatisch ruhig, es blieb ihnen nichts anderes übrig, als sich mit dem unangenehmen Reiz abzufinden. Sie hatten gelernt, hilflos zu sein – ein pessimistisches Muster.

Als nächstes wurde untersucht, ob diese erlernte Hilflosigkeit im Gehirn der Versuchstiere gespeichert wurde. Die beiden Gruppen und die Kontrollgruppe wurden nach der Erfahrung im ersten Raum in einen neuen Raum geführt. Dieser sah genauso aus wie der erste, mit einem kleinen Unterschied – hier konnte man durch einen Sprung über eine niedrige Trennwand den Elektroimpulsen entgehen.

Die Tiere aus der Kontrollgruppe und aus derjenigen Gruppe, die im zweiten Käfig Selbsthilfe gelernt hatten, sprangen sofort über diese Hürde. Die dritte Gruppe hatte im ersten Raum, in dem sich kein Hebel befunden hatte, gelernt, sich mit der unangenehmen Situation abzufinden und konnte den Ausweg nicht wahrnehmen. Die Tiere blieben subjektiv hilflos, obwohl objektiv eine Lösung vorhanden war – sie litten unter erlernter Hilflosigkeit, jenem pessimistisch inaktiven Verhaltensmuster, das im Fokus der Forschung war.

Ein Gewinn an Kontrolle macht gesund

Machen wir noch einmal einen gedanklichen Sprung zu dem ersten Teil des Experiments, und zwar zu dem Raum mit Licht und Hebel. Stellt man sich die Situation vor, wie Ratten, Mäuse und Hunde der Gruppe ständig hin und hereilen, um die Taste zu betätigen, könnte man vermuten, dass diese Versuchsgruppe am meisten leidet und den größeren negativen Stress hat. Es ist umgekehrt. Die Gruppe, die lernte, zur Taste zu laufen, musste zwar immer in Bewegung sein, allerdings hatte sie Kontrolle über die Situation und es ließen sich kaum erhöhte Stresshormone messen.

Die Messungen der Stresswerte und Körperreaktionen der anderen Gruppe hingegen, die sich im anderen Raum befand und nichts gegen die unangenehmen Störungen machen konnte, ergaben, dass die Tiere bei Weitem mehr Stress hatten. Das Immunsystem war bei diesen erlernt hilflosen Tieren geschwächt und bei längeren Versuchsreihen entwickelten sie Bluthochdruck oder Magengeschwüre – typische Stresskrankheiten.

Die Medizin interessierte sich daraufhin ebenfalls für diese Forschung, denn es gab bis zu dem Zeitpunkt keinen wissenschaftlich fundierten Beweis, dass man durch Optimismus Krankheitsheilung fördern kann. Viele Wissenschaftler zweifelten das immer wieder an. Die Ratten aus allen Gruppen wurden daraufhin verschiedenen Krankheitserregern ausgesetzt und es zeigte sich, dass bei der erlernt hilflosen, pessimistischen Gruppe nur mehr dreißig Prozent der Krankheitserreger bekämpft wurden. Die Tiere aus der Kontrollgruppe konnten immerhin fünfzig Prozent der Erreger erfolgreich bekämpfen.

Erstaunlich war das Ergebnis bei den Tieren, die Kontrolle und Optimismus gelernt hatten. Ihr Immunsystem wurde gestärkt – sie stießen bei diesem Experiment sogar zu siebzig Prozent Krebszellen im Frühstadium ab! Ein Beweis, der sogar die Erwartungen jener übertraf, die lange vor dem experimentellen Beweis von der Kraft des Glaubens überzeugt waren.

Besonders beeindruckend ist, dass jene Ratten, die auf Optimismus und proaktives Verhalten trainiert wurden, sogar die Tiere der Kontrollgruppe, die völlig unbeeinflusst blieben, um zwanzig Prozent übertrafen. Nachdem dieser Nachweis und damit der wissenschaftliche Beweis erstmals gelungen war, waren auch die Hardliner unter den Gegnern aus der Ärzteschaft davon überzeugt, dass es wesentlich ist, an seine Heilung zu glauben. Das war eine kleine Revolution in der Behandlung verschiedener Krankheiten, auch solcher, die als unheilbar galten.

Ein wesentlicher Faktor für den Umgang mit einer krisenhaften Situation ist der Glaube an Erfolg und das Gefühl von Kontrolle.

Für unsere Überlegungen ist das selbstverständlich ebenfalls eine wesentliche Erkenntnis. Krisen und Misserfolge führen zu gleichen Symptomen wie unkontrollierbare Ereignisse, da man sich auch in einer Krise hilflos fühlt. Es zeigt sich schnell, ob man sich ermutigen kann oder erlernte Hilflosigkeit an den Tag legt – ob man pessimistisch oder optimistisch agiert. Spätestens jetzt sollten Sie davon überzeugt sein, dass es sinnvoll ist, Zeit und Energie zu investieren, um weniger zu klagen, um zu einem proaktiv handelnden Optimisten zu werden. Denn das hält uns gesund und agil und ermöglicht uns, eine Krise in Erfolg zu verwandeln.

Kann man Pessimismus verlernen?

Nachdem bekannt war, dass man sowohl Optimismus als auch Pessimismus lernen kann, stellte sich den Forschern nun die wesentliche Frage, ob man Pessimismus bzw. erlernte Hilflosigkeit wieder **ver**lernen kann. Kann ein Pessimist Optimismus lernen? Um diese Frage zu beantworten, benutzten die Forscher noch einmal jenen zweiten Raum, in dem durch einen Sprung über die niedrige Seitenwand den unangenehmen Stromimpulsen entgangen werden konnte.

Die Forscher setzten die auf Pessimismus trainierten Tiere erneut in diesen Raum und zeigten ihnen, wie sie den Elektroimpulsen entgehen konnten, indem sie ihnen den Weg zum Sprung über die besagte Hürde wiesen. Ein sanftes Anschieben in die richtige Richtung oder ein liebevoller Klaps auf das Hinterteil reichten aus. Die Tiere, die vorher Hilflosigkeit erlernt hatten, blieben nicht mehr hilflos und ohne Kontrolle und verlernten die Hilflosigkeit erstaunlich rasch. Wurden sie später erneut in den Raum gesetzt, nahmen sie sofort den Weg über die Hürde, gänzlich ohne Hilfe.

Erlernte Hilflosigkeit lässt sich verlernen!

Trifft das, was für Tiere gilt, auch auf Menschen zu?

Ist es zulässig, die Ergebnisse der beschriebenen Forschungen auch auf Menschen zu übertragen?

Die Wissenschaftler rund um Seligman stellten sich die gleiche Frage und konnten folgende Erkenntnis wissenschaftlich absichern: Auch beim Mensch kommt es nicht auf die objektive Kontrolle an, sondern auf das Gefühl, Kontrolle zu haben.

Folgendes Experiment wurde dazu durchgeführt: Studenten mussten Aufgaben in einer Prüfungssituation lösen. Beim Betreten des Saales konnten die Studierenden nebenan eine Baustelle sehen und während der Arbeitszeit störte in Gruppe A ein lautes unangenehmes Geräusch die Konzentration beträchtlich. Die Universitätsleitung gab zu Beginn bekannt, dass man sich entschuldige, aber es sei nun einmal so, dass die Baustelle Lärm erzeuge. Das war die Gruppe ohne Kontrollmöglichkeit. In Gruppe B war die Baustelle ebenfalls vorhanden, doch die Leitung wies darauf hin, dass es an jedem Tisch einen roten Knopf gibt, mit dem die Arbeiter das Signal bekommen, die Arbeiten zu stoppen. Man bat die Prüflinge aber, den Knopf nur zu drücken, wenn es sich absolut nicht vermeiden ließe, da der Universität ansonsten hohe Kosten entstünden. Dieser Aufruf führte dazu, dass der Knopf de facto nicht gedrückt wurde, weil das Gefühl der Kontrolle die ganze Zeit vorhanden war. Es gab auch wieder eine Kontrollgruppe.

Indikatoren für die Auswertung waren in diesem Fall die Testergebnisse. Tatsächlich waren die Ergebnisse jener Gruppe, welche die Kontrollmöglichkeit hatte, nahezu genauso gut, wie jene der Kontrollgruppe, die keinerlei Einflüssen ausgesetzt war. Die Gruppe ohne Kontrollmöglichkeit hingegen hatte signifikant schlechtere Ergebnisse und empfand der Lärm als stressig und störend.

Das Gefühl der Kontrolle

Eine weitere Versuchsvariante war, dass einer Gruppe C erklärt wurde, der rote Knopf beende den Lärm. In Wirklichkeit war der rote Knopf in dieser Gruppe ohne Wirkung. Da diese Studenten im Glauben leb-

ten, sie hätten letztlich die Kontrolle, den Lärm zu beenden, gelangen auch ihnen sehr gute Testergebnisse, solange nicht aufgedeckt wurde, dass der rote Knopf keine Wirkung hatte. Die Gruppe C konnte genau den gleichen guten Schnitt bei den Testergebnissen erreichen wie die Gruppe B, die tatsächlich Einfluss nehmen konnte. Diese Variante des Experiments zeigte: Entscheidend ist nicht die objektive Versuchsanordnung, sondern der subjektive Glaube.
Alle bisherigen Übungen, die dazu dienten, die Opferrolle zu vermeiden und Optimismus zu fördern, waren eine gute Investition, denn der Mensch hat noch bessere Lernfähigkeiten als die Tiere in den beschriebenen Experimenten, da er über kognitive Einsicht und rationale Logik verfügt.

Die tägliche Praxis bestätigt die Forschungsergebnisse

Man braucht kein Experiment, um die erlernte Hilflosigkeit in Unternehmen zu beobachten. Genügend Mitarbeiter sitzen in großen und kleinen Unternehmen und fühlen sich hilflos. Sie klagen, dass sie nichts ändern können oder klagen pauschal ihr Umfeld an. Somit zeigen sie das typische Verhaltensmuster des Pessimisten, der inaktiv bleibt, weil er nicht daran glaubt, etwas ändern zu können. Da gibt es jenen Mitarbeiter, der voll Überzeugung sagt: „Bei uns kannst du das vergessen, wir können das nicht ändern, ich habe es schon versucht und man beißt nur auf Granit.“ Der Glaube, nichts tun zu können, verhindert jeden weiteren Versuch, etwas zu verändern. Das ist erlernte Hilflosigkeit in der beruflichen Praxis. Solche Menschen glauben an Aussagen wie: „Ich hab das schon öfter probiert, bei uns stinkt der Fisch schon am Kopf und da kannst du alles vergessen.“ Diese Erklärungen sind selten fundiert, denn häufig stellt sich heraus, dass nur wenige Versuche, etwas zu bewegen, unternommen wurden – wenn es überhaupt versucht wurde.
Ganz anders agiert der Optimist, der davon überzeugt ist: „Ich kann alles erreichen, ich muss es nur oft genug versuchen. Wenn man wirklich will, schafft man alles!“ Dabei versucht er es erneut und erneut und wenn es beim zehnten Anlauf nicht klappt, versucht er es eben ein elftes Mal. Er lässt nicht locker, bis er sein Ziel erreicht hat, und sagt sich dann: „Siehst du, ich habe es ja gewusst, man muss es nur wirklich wollen.“
Für den Aufbau von Resilienz leitet sich daraus ein wesentlicher Punkt ab: Das Gefühl des Kontrollverlustes muss durch ein Gefühl der Kontrolle ersetzt werden. Berechenbare Widerwärtigkeiten sind erträgli-

cher als unkontrollierbare und plötzlich hereinbrechende. In Persönlichkeitstrainings und Coachings ist dies schon seit geraumer Zeit aus dem Veränderungsmanagement bekannt. Neben mentalen Techniken zur Steuerung der positiven Gedanken ist die Stärkung des subjektiven Kontrollgefühls ein zentrales Element.

Wichtige Erkenntnisse

Es zeigt sich eindeutig:

- Menschen können Hilflosigkeit erlernen.
- Kontrolle, beziehungsweise schon das Gefühl, Kontrolle zu haben, mindert negativen Stress. Wer in bestimmten Situationen gelernt hat, dass er durch eigenes Handeln etwas bewirken kann, tut sich in neuen Situationen leicht, Kontrolle zu erkennen; Wer dies nicht gelernt hat, tut sich schwer. Dabei reicht die subjektive Einschätzung aus, um Optimismus oder Pessimismus entstehen zu lassen.
- Es ist kein Unterschied, ob die Hilflosigkeit darin besteht, einen unangenehmen Reiz nicht vermeiden oder einen angenehmen nicht herbeiführen zu können.
- Erlernte Hilflosigkeit kann wieder „umgelernt" werden! Handlungen müssen wieder auf eine Weise erfahren werden, als man durch sie etwas bewirken und kontrollieren kann.
- Proaktiv und optimistisch zu sein, ist gesund.

Der Optimist mit Regenschirm

Ist es nicht besser, pessimistisch zu sein, weil das vor Enttäuschung schützt? Diese Frage ist berechtigt und die Meinung, dass man durch Pessimismus positive Überraschungen erlebt, ist weitverbreitet. Zunächst einmal darf Pessimismus nicht mit vorsichtigen Erwartungen verwechselt werden. Vorsichtige Erwartungen sind vernünftig, wenn sie realistisch sind. Pessimismus hingegen ist etwas anderes und durch ein Bündel von Eigenschaften gekennzeichnet:

Pessimistisch orientierte Menschen

- haben unangenehme Gefühle und neigen zu Depression,
- sind nach Niederlagen und in Krisen untätig,
- sorgen für die Erfüllung ihrer negativer Erwartungen,
- haben kein Durchhaltevermögen,

- leiden unter schlechterer Gesundheit,
- fühlen sich auch schlecht, wenn sie recht haben, denn wenn das Negative eintritt, dass sie prophezeit haben, dann jammern sie dennoch darüber.

Gegenüberstellung Pessimisten-Optimisten	
Pessimisten generalisieren negative Ereignisse, betrachten sie als dauerhaft und fühlen sich für sie verantwortlich. Eine pessimistische Haltung hat aber auch Vorteile: Pessimisten neigen zu einer realistischeren Selbsteinschätzung und zu einer überkritischen Betrachtung von Sachverhalten, was beispielsweise dann von Nutzen ist, wenn es um Qualitätskontrollen oder menschliche Sicherheit geht.	Optimistische Personen betrachten negative Ereignisse als zeitlich begrenzt, spezifisch und sehen sich nicht immer dafür verantwortlich. Positive Dinge hingegen sehen sie als dauerhaft, global und sie fühlen sich dafür verantwortlich, was zu vielen Vorteilen im Umgang mit Krisen führt. Einen Nachteil kann die Tendenz zur Selbstüberschätzung haben.

Wie man sehen kann, ist es nicht von Vorteil, pessimistisch zu sein, wenngleich es in gewissen Situationen hilfreich ist. Gut wäre daher, diese Vorteile in eine grundlegend optimistische Einstellung mitzunehmen, und damit die Nachteile des puren Optimisten aufzuheben. Das Ziel ist, ein realistischer Optimist zu werden, jemand, der den Regenschirm mitnimmt, wenn die Wetterprognose wechselhaft ist und der nicht glaubt, sein positives Denken halte allen Regen automatisch ab.

Purer Optimismus ist jedenfalls angebracht, wenn

- es um den Aufbau von Resilienz geht,
- man zuwenig davon hat,
- man Sorgen oder Depression abschütteln will,
- man gesund sein möchte,
- es um Leistung geht,
- man im Verkauf erfolgreich sein will,
- man andere anführen oder inspirieren will,
- man von anderen gewählt werden will.

Optimismus mit Regenschirm ist hingegen angebracht, wenn

- der Preis für ein Scheitern hoch ist (beispielsweise in der Qualitätsendkontrolle der Kfz-Produktion, in der Entwicklungsabteilung für Atomkraftwerk-Software und Ähnliches),

- die Vorhersagen denkbar schlecht sind,
- man Strategien für eine unsichere Zukunft entwickelt (hier sind „Worst-Case-Szenarien“ zur ganzheitlichen Betrachtung wichtig),
- man anderen Mitgefühl für ihre traurige Situation bekunden will. Optimismus wird später helfen, aus dem Zustand der Trauer herauszukommen.

Pessimismus verlernen – Optimismus lernen

Um vom Pessimismus loszukommen, muss der folgende innere Ablauf durchbrochen werden und es muss dem Betroffenen klar werden, dass Gefühle nicht aus dem Nichts kommen.

Innerer Ablauf	Beispiel
Auslöser	Ende einer Partnerschaft
↓	↓
Negative Interpretation	Es liegt an mir.
↓ ↑	↓ ↑
Negative Glaubenssätze, Gewohnheiten	Ich bin nichts wert, ich schaff es nie, einen Partner zu halten.
↓	↓
Negative eigene Gefühle und Reaktionen	Niedergeschlagenheit und Trauer

Um aus der beschriebenen Abfolge auszubrechen, müssen wir einerseits an der Wahrnehmung arbeiten (mehr dazu ab Seite 150) und andererseits hinderliche und einschränkende Glaubenssätze in nützliche Glaubenssätze umwandeln. Man muss nicht sich selbst ändern, sondern das eigene Denken – die eigenen Glaubenssätze!

> „Wenn du denkst, was du immer gedacht hast,
> wirst du bekommen, was du immer bekommen hast.
> Wenn du etwas anderes bekommen möchtest,
> dann denke etwas anderes."
>
> (angelehnt an Richard Bandler)

Glaubenssätze sind innere Überzeugungen, die vorgeben, was wir glauben. Unser gesamtes Leben basiert auf den unterschiedlichsten Glaubenssätzen: Ich glaube es zu schaffen. Ich kann mir nicht vorstellen, Erfolg zu haben. Ich bin kein guter Zeichner. Ich kann nicht singen. Ich bin kreativ. Ich glaube an keine ewige Beziehung, denn heute gibt es nur noch Lebensabschnittspartner ... Es gibt hinderliche, neutrale und nützliche Glaubenssätze. Hinderliche Glaubenssätze führen oft zu negativen und nützliche Glaubenssätze zu positiven selbsterfüllenden Prophezeiungen.

Ersetzt man hinderliche Glaubenssätze durch nützliche, verhindert man negative selbsterfüllende Prophezeiungen. Dazu dienen kognitiv-emotionale Methoden, deren Wirkung belegt ist: Es wird kognitiv untersucht, ob die eigenen Interpretationen angemessen sind oder nicht. Dabei steht nicht von vorneherein fest, dass alle Interpretationen unangemessen sind, sondern es wird durch eine genaue Analyse herausgefunden, was auf irrationalen Denkmustern beruht.

Bei der Analyse hinterfragt man den hinderlichen Glaubenssatz kritisch und greift die negativen eigenen Botschaften bewusst an:

- Beweise hinterfragen: Einfordern von Beweisen und logische Bewertung: Welche Beweise sprechen gegen diesen Glauben? Es gibt keinen Beweis, dass die anderen mich schlecht finden! Wie wahrscheinlich ist das wirklich? Sind die Fakten wirklich so eindeutig, wie ich annehme?
- Alternativen: Welche alternative innere Botschaft wäre von Vorteil? Was ist die negative Denkvariante, was die Positive?
- Folgerungen: Hinterfragen der eigenen Schlüsse: Sind meine Schlussfolgerungen wirklich so logisch wie ich denke? Welche Folgerungen stimmen, welche nicht?
- Nutzen und pragmatische Bewertung: Hat dieser Glaubenssatz einen Nutzen, der bewahrt werden sollte? Wie nützlich ist es jetzt, darüber nachzudenken? Nützt mir diese negative Bewertung? – wenn kein Nutzen: Konzentration auf etwas anderes – Nützliches.

Drei Praxisbeispiele für kognitive Konfrontation:

1. Hinderliche Selbstbotschaft nach misslungenem Kontaktgespräch am Telefon: „Der Gesprächspartner wollte auf mein Angebot nicht weiter eingehen, weil ich schlecht war."

Kognitive Konfrontation:
Beweis: Es war wahrscheinlich nicht mein bestes Gespräch, doch ich habe mit klarer Stimme gesprochen und alle Argumente genannt.
Alternativen: Es ist nicht so, dass meine Art etwas damit zu tun hatte, dass er aufgelegt hat.
Folgerungen: Es ist ärgerlich, dass er aufgelegt hat. Das hat nichts mit meiner Kompetenz zu tun.
Nutzen: Es nützt mir, wenn ich an das Positive glaube und wenn es etwas Verbesserbares gibt, nützt es, das auch zu wissen.

2. Hinderlicher Glaubenssatz nach einem Vortrag, bei dem nicht alles so lief, wie der Vortragende es wollte: „Ich bin ein schlechter Redner, ich erreiche meine Zuhörer nicht, sie hören mir nicht zu."

   Kognitive Konfrontation:
   Beweis: Es ist wahr, dass ich einen Teil meiner Zuhörer nicht erreiche.
   Folgerung: Das heißt nicht, dass ich ein schlechter Redner bin.
   Beweis: Ich kann Interesse wecken und Leute begeistern und bin stolz auf die gehirngerechte Aufbereitung meines Stoffes.
   Alternativen: Es wäre schön, wenn alle Zuhörer Interesse hätten, aber es ist nicht realistisch, dass alle dauernd zu hundert Prozent aufmerksam sind.
   Nutzen: Ich darf mich nicht nur an der Minderheit orientieren, mit der ich keinen Erfolg hatte. Die Mehrheit der Zuhörer erreiche ich sehr effizient!

3. Hinderliche Überzeugung in stressiger Position: „Ich mache meine Aufgabe nicht gut – die Mitarbeiter brauchen ständig Aufmerksamkeit und mein Chef kritisiert mich dauernd. Das ist ein Beruf, in dem man viel Druck aushalten muss. Ich bin dafür nicht geschaffen."

   Kognitive Konfrontation:
   Beweis: Es stimmt – es kommt Druck von beiden Seiten. Das gehört zu meinem Job.
   Folgerung: Das heißt nicht, dass ich meine Aufgabe schlecht mache!
   Alternativen: Es ist nicht realistisch, anzunehmen, es allen recht machen zu können. Ich kann die Mitarbeiter betreuen, so gut ich kann und meinen Chef in der Arbeit unterstützen, ich bin aber in keiner Phase dafür verantwortlich, dass sie glücklich sind!

Nutzen: Der Job verlangt tatsächlich, viel Druck auszuhalten. Ich möchte lernen, das noch besser zu tun und werde mir Zeit dafür nehmen, ein Seminar besuchen.

Nutzen Sie das folgende Arbeitsblatt, um einschränkende Glaubenssätze durch kraftvolle, förderliche zu ersetzen.

Praxis-Arbeitsblatt: Glaubenssätze ändern

Folgende Schritte entlarven Ihre einschränkenden Glaubenssätze und ersetzen sie durch nützliche. Zuerst wird der hinderliche Glaubenssatz kognitiv infrage gestellt. Anschließend versetzt man sich in jemand anderen. Das erzeugt eine emotionale Distanz, die es erleichtert, positive Glaubenssätze zu finden, die dann wiederum mit emotionaler Nähe verankert werden. Klingt kompliziert? Halb so wild, arbeiten Sie sich einfach Punkt für Punkt durch und beantworten Sie die Fragen ehrlich:

1. Was will ich erreichen?

2. Was hindert mich daran?

   Der hinderliche Glaubenssatz oder die einschränkende Selbstbotschaft:

   ____

   ____

3. Stellen Sie nun den hinderlichen Glaubenssatz kognitiv infrage:

   Beweise: Welche Beweise sprechen gegen diesen Glauben?

   Folgerungen: Welche Folgerungen stimmen, welche nicht?

   Alternativen: Welche alternative innere Botschaft wäre von Vorteil?

   Nutzen: Hat dieser Glaubenssatz einen Nutzen, der bewahrt werden sollte?

4. An die Stelle des alten Glaubenssatzes soll die neue Überzeugung treten, die meine Zielerreichung erleichtert (an die ich noch nicht ganz glaube):

   ____

   ____

5. Stellen Sie sich nun vor, jemand zu sein, der sehr viel von Ihnen hält und an Sie glaubt – vielleicht ein guter Freund, Ihr Partner oder jemand aus der Familie. Setzen Sie den gewünschten Glaubenssatz in jede der folgenden Zeilen ein und vollenden Sie jeden Satz in der Vorstellung, diese Ihnen wohlgesonnene Person sagt das zu Ihnen in

der Du-Form. Wenn z. B. der gewünschte Glaubenssatz lautet: „Ich kann erreichen, was ich will.", wäre die Aussage in der Du-Form aus Sicht der fördernden Person: „Du kannst erreichen, was du willst, weil du ...."

Bitte vollenden Sie die folgenden Sätze und schreiben Sie mit:

Glaubenssatz weil ...

Glaubenssatz in gleicher Weise wie ...

Glaubenssatz obwohl ...

Glaubenssatz nachdem ...

Glaubenssatz sodass ...

6. Sie steigen wieder aus der Rolle des wohlgesonnenen Bekannten aus, sind wieder ganz Sie selbst und lesen nun jede Aussagen noch einmal leise und wiederholen Sie dabei jeden Satz laut in der Ich Form. Wenn die Aussage Ihres fördernden Freundes z. B. war: „Du kannst erreichen, was du willst – weil du Charisma hast", so sagen Sie jetzt laut „Ich kann erreichen, was ich will, weil ich Charisma habe." Sagen Sie dies wirklich laut und wiederholen Sie es einige Male, denn Sie steigern dadurch die Wirkung der Selbstsuggestion.

Abschließend überprüfen Sie, wie es Ihnen mit dem neuen Glaubenssatz geht. Bei Bedarf arbeiten Sie an weiteren Glaubenssätzen, die sich Ihnen in den Weg stellen, auf die gleiche Art und Weise. Diese Methode funktioniert sehr effizient, und nachdem alle hinderlichen Glaubenssätze aufgelöst sind, fällt es viel leichter, Ihr Ziel zu erreichen.

> Man erreicht etwas, wenn man daran glaubt.
> Der eigene Glaube ist veränderbar.

Das Ziel ist nicht blinder Optimismus, denn wie vorher ausgeführt, gibt es auch Situationen, in denen pessimistische Gedanken Vorteile bieten. Das Ziel ist vielmehr ein flexibler Optimismus, der sowohl tendenziell optimistischen als auch tendenziell pessimistischen Personen den Vorteil bietet, sich für das eine oder andere entscheiden zu können.

3. Suchen Sie sich gute Freunde

Der dritte Schlüsselfaktor, den resiliente Menschen gemeinsam haben, ist die Fähigkeit, soziale Kontakte aufzubauen, zu pflegen und zu nutzen. Gute Beziehungen zu Freunden, Familienmitgliedern und anderen Menschen sind immens wichtig. Befriedigende Kontakte zu anderen Menschen erleichtern die Bewältigung von Krisen und schützen vor deren schädlichen Auswirkungen: Andere Menschen können praktische Unterstützung geben, wenn einem z. B. die Arbeit über den Kopf wächst. Nicht nur das, eine gute Aussprache mit anderen über die eigenen Schwierigkeiten verschafft Erleichterung und macht neuen Mut. Schließlich gelingt es, im Zusammensein mit anderen häufig, leichter abzuschalten und „auf andere Gedanken zu kommen", weil man sich wertvoll fühlt und seine sozialen Grundbedürfnisse erfüllt.

Wir sind soziale Wesen

Menschen sind soziale Wesen, auch wenn dies manchmal nicht so scheint und sie sich gegenseitig ausnutzen und vernichten. Die sozialen Bedürfnisse kommen unmittelbar nach den Grund- und den Sicherheitsbedürfnissen und sind für uns Menschen sehr wichtig. Wie wertvoll soziale Kontakte sind, zeigt sich unter anderem darin, dass die schlimmste Form der Bestrafung die Einzelhaft ist – der Entzug jeglichen sozialen Kontaktes.
Der Grund dafür ist in unserer Entwicklungsgeschichte zu finden. Der Mensch hat sich aus der Linie der Primaten entwickelt und Primaten sind Herdentiere. Betrachten Sie die verschiedenen Affenarten. Alle leben in sozialen Verbänden – in Familienverbänden oder Gruppen. Wären wir entwicklungsgeschichtlich mit den Eisbären verwandt, wäre uns das soziale Gruppendasein wahrscheinlich nicht so wichtig. Somit ist es nicht verwunderlich, dass sich Menschen ehrenamtlich engagieren, in Vereinen mitmachen oder in religiösen Gruppen aktiv sind. Ein soziales Gefüge ist für uns angenehm, gibt uns Rückhalt und dient als wichtiges Sicherheitsnetz in einer Krise.

Verlust von Nähe führt zum Tod

Die extrem hohe Säuglingssterblichkeit (zwischen fünfzig und hundert Prozent!) in den Findelhäusern, in denen vor ca. hundert Jahren Kinder mechanisch abgefüttert wurden, ist eine traurige Tatsache, die zeigt, wie wichtig soziale Kontakte sind. Seit Rene Spitz und seinen Forschungen zum Hospitalismus weiß man, dass das Fehlen von sozia-

lem Kontakt krank macht und Verhaltensstörungen hervorruft. Spitz beobachtete in Gefängnissen einiger westlicher Länder, dass Kinder von in Haft befindlichen Müttern, die von diesen getrennt wurden, Störungen im Verhalten (Wackelsyndrom, motorische Unruhe, ständiges Kopf gegen die Wand hämmern), erhöhte Krankheitsanfälligkeit und Sterblichkeit, vermehrtes Auftreten von Infektionskrankheiten und vieles mehr entwickelten. Obwohl diese Kinder unter hygienisch einwandfreien Bedingungen aufwuchsen, nicht an Hunger leiden und medizinisch versorgt wurden, führte das Fehlen der sozialen Nähe zu diesen Störungen.
In Mexiko andererseits, wo die Gesetzeslage erlaubte, dass inhaftierte Mütter ihre Kinder bei sich behalten durften, wuchsen diese normal auf und hatten keinerlei Beschwerden, obwohl die hygienischen Bedingungen dort um ein Vielfaches schlechter waren.
Seither ist belegt: Soziale Kontakte sind lebenswichtig für uns Menschen! Umso wichtiger sind sie, wenn es gilt, eine Krise durchzustehen und wieder den Weg nach oben zu finden.

Viele Möglichkeiten und virtuelle Freunde

All das bisher Beschriebene führt uns unmittelbar zu der ursprünglichen Aussage: Suchen Sie sich gute Freunde!
Einerseits leben wir in einer Zeit der unendlichen Möglichkeiten, um Freunde zu finden – durch Freizeitaktivitäten, Hobbys, Arbeit, Internet und vieles mehr. Dazu gibt es kaum gesellschaftliche Einschränkungen, wie dies noch vor zwei Generationen der Fall war. Wir haben Freiheiten, von denen unsere Großeltern nicht einmal zu träumen wagten. In dieser Multioptionsgesellschaft fällt es lediglich schwer, den Überblick zu behalten.
Andererseits gibt es gerade in dieser Zeit der schrumpfenden Welt das Phänomen der sozialen Vereinsamung, da virtuelle Kontakte zunehmend reale ersetzen. Wie schon lange bewiesen ist, sind die persönlichen Begegnungen lebenswichtig. Man sollte daher mit den virtuellen sozialen Netzwerken sehr achtsam umgehen. Einerseits sind die neuen Medien und das Internet – richtig angewandt – eine tolle Bereicherung, um persönliche Kontakte zu finden, zu pflegen und zu organisieren. Die virtuelle Welt sollte aber andererseits niemals die wirkliche Kommunikation ersetzen, sondern sie lediglich bereichern. Dann wird man sich im Paradies der Vielfalt gut zurechtfinden.

Suchen Sie sich echte Freunde

Es ist offensichtlich ganz einfach: Suchen Sie sich einen Freund und nutzen Sie die modernen Freiheiten. Leider gibt es hier eine Einschränkung – ganz so einfach ist es nicht, denn Freunde sind nicht gleich Freunde.
Freunde unterscheiden sich gerade in Krisenzeiten voneinander. Die einen halten in guten und schlechten Zeiten zu einem und die anderen verschwinden spurlos, wenn es einem nicht gut geht. Welche dieser Freunde in einer Krise wichtig sind, muss wohl nicht erklärt werden. Immerhin zeigt sich in schlechten Zeiten schnell, wer wirklich zu einem hält. Es bleiben genau die übrig, die da sind, wenn man sie braucht.

Energiespender und Energieräuber

Freunde unterscheiden sich auch in einem anderen Punkt, vor allem dann, wenn einem etwas Schlimmes widerfährt. Es gibt welche, die einem Kraft geben und solche, die das nicht schaffen, weil sie selbst alles zu düster sehen. Die Düsterseher neigen dazu, mit dem Betroffenen zu leiden und können dessen Stimmung noch weiter hinunterziehen. In einer Krise darf man als Betroffener klagen und es tut bis zu einem gewissen Maße auch gut, von anderen bemitleidet zu werden. Wird das aber übertrieben und die Düsterseher finden aus dem Jammern nicht mehr heraus, erkennt man, dass sie zu den Energieräubern zählen. Sie können liebenswerte Menschen sein, doch sie sind nach einem Rückschlag keine gute Unterstützung. Nach dem gemeinsamen Klagen muss immer die positive Seite in den Vordergrund rücken und genau das darf man von guten Freunden in schweren Zeiten erwarten. Dass das nicht alle schaffen, ist menschlich und nachvollziehbar. Dass man sich in schweren Zeiten Energiespendern zuwendet, die einem helfen können, ist ebenso verständlich.
Das Gute ist: Man kann mit seinen Freunden darüber reden und Ihnen sagen, was man braucht, wie z. B. „Bitte komm mir nicht mit noch mehr negative Geschichten, ich brauche jetzt Aufheiterung …“ Man merkt dann sehr schnell, wer Energie geben kann und wer immer wieder ins Negative zurückfällt.
Analysieren Sie jetzt Ihr Umfeld – von welchen Menschen sind Sie umgeben? Folgendes Arbeitsblatt gibt Ihnen einen guten Überblick.

Praxis-Arbeitsblatt: Zwischenmenschliche Energiebilanz

Dieses Blatt will dazu anregen, den Istzustand Ihrer Kontakte festzuhalten und Ihre Situation darauf basierend zu reflektieren. Sie finden dazu in dem folgenden Kasten einen „ICH"-Kreis, der Sie symbolisieren soll:

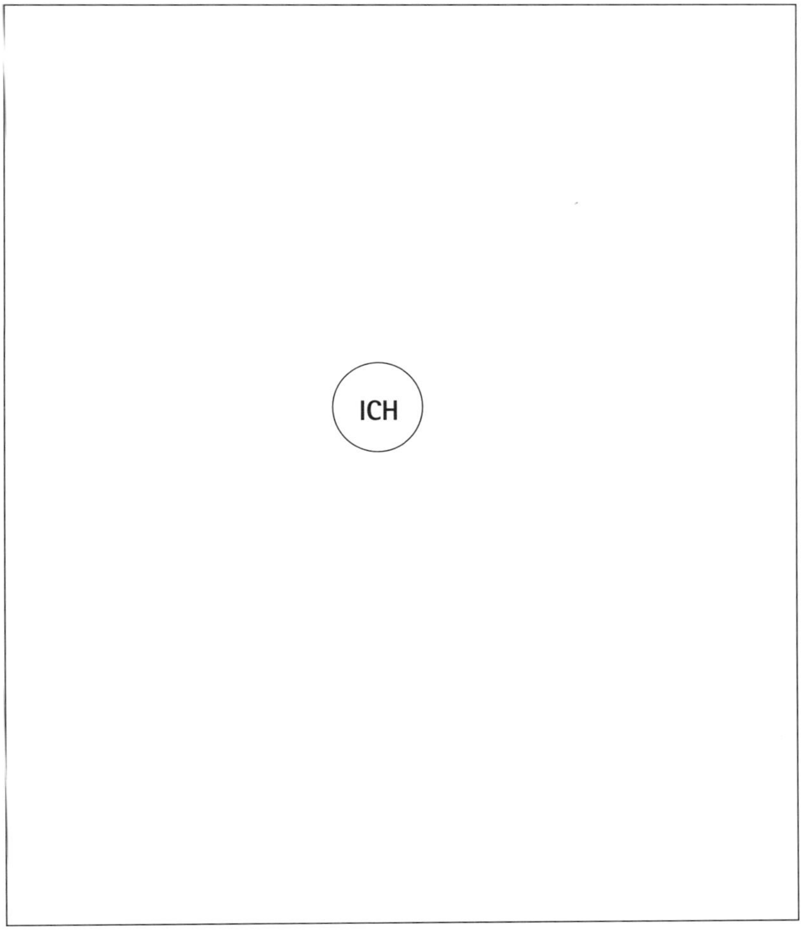

Bitte überlegen Sie, mit welchen acht bis zwölf Personen in Ihrem Leben Sie so enge Kontakte pflegen, dass sie auf dieser Zeichnung zu sehen sein sollten. Zeichnen Sie nun rund um Ihren Kreis weitere Kreise, die diese Personen symbolisieren, und halten Sie sich an folgende Darstellungskriterien:

- Nähe zum eigenen Kreis: Intensität der Zuneigung zu dieser Person (je näher, desto größer ist die Zuneigung)
- Farbe des Kreises: Häufigkeit der Kontakte (z. B. rot – oft, schwarz – durchschnittlich oft, blau – selten)
- Kreisgröße: Über-, Unterlegenheitsgefühl oder Gleichrangigkeit

Nachdem Sie alle Personen eingezeichnet haben, überlegen Sie bitte, welche dieser Personen für Sie wertvoll sind, eine Energiequelle darstellen, in ihrer zwischenmenschlichen Energiebilanz neutral sind und welche man zu den Energieräubern zählen müsste. Versehen Sie bitte die Zeichnung mit zusätzlich Symbolen, die diese Energiebilanz darstellen:

Energiequelle: +

Energieneutral: ~

Energieräuber: -

Auswertung:

Betrachten Sie nun Ihr Bild und beantworten Sie folgende Fragen:

Pflege ich

- mehr nahe oder distanzierte,
- mehr gleichrangige, überlegene oder unterlegene,
- mehr häufige oder seltene,

zwischenmenschliche Beziehungen?

Habe ich

- mehr Energieräuber oder Energiespender in meiner Nähe?
  - Welche Erkenntnisse folgere ich daraus?
  - Welche Kontakte sollte ich fördern?
  - Welche Kontakte sollte ich nicht fördern?

Gesunder Egoismus

Man kann an dieser Stelle darüber nachdenken, ob es in Ordnung ist, einen Freund, der sich als Energieräuber herausstellt, seltener anzurufen und weniger in das eigene Leben einzubinden, als dies bisher geschehen ist. Ist das nicht zu egoistisch und sollte man nicht auch für diese Freunde da sein? Sicher sollte man für Freunde da sein, daher wird hier nicht von Kontaktabbruch gesprochen, sondern von fördern und weniger fördern. Die Zeit wird sowieso zeigen, wie sich die Sache entwickelt.

Wenn sich ein Freund nach wiederholten aufklärenden Gesprächen weiterhin so verhält, dass er seiner Umwelt Energie abzapft, ist es andererseits legitim, diesen Menschen seltener zu kontaktieren. Wir können uns unsere Freunde schließlich aussuchen, das ist der große Unterschied zur Familie – die sucht man sich nicht aus. Allerdings kann man auch im Familienverband jene Menschen verstärkt suchen, die einem mehr bedeuten und mehr Energie geben. Man darf und soll dabei auf sich achten und einen gesunden Egoismus an den Tag legen, bei dem man sich an den eigenen Bedürfnissen orientiert, ohne dabei die anderen zu vergessen.

Kontakte pflegen

Im Vordergrund stehen bei diesen Überlegungen letztendlich nicht die Energieräuber, sondern vielmehr jene wertvollen Mitmenschen, die einem Kraft, Hoffnung und Energie geben können – aus welchem Grund auch immer. Diese Kontakte gilt es zu pflegen, sich Zeit für diese Freunde zu nehmen, sie öfter einzuladen, zu besuchen und das Miteinander zu genießen!

Nun können Sie das vorherige Arbeitsblatt fertigstellen: Verbinden Sie abschließend in der Grafik die Kreise jener wertvollen fördernswerten Freunde und Menschen mit dem „ICH“-Kreis in der Mitte, um grafisch festzuhalten, welche Kontakte Sie fördern wollen. Halten Sie fest, was Sie mitnehmen, verändern, gleichlassen und verstärken wollen.

4. Steigern Sie Ihre Wahrnehmungskompetenz

Der nächste Schlüsselfaktor, um Resilienz zu entwickeln, ist die offene Wahrnehmung. Unsere Wahrnehmung ist selektiv und daher können wir vieles nicht sehen und hören, was uns nützlich wäre. In einer Krise und unter Stress wird die Wahrnehmung zusätzlich eingeengt. Man sieht keine Lösungen, man erkennt keine Hoffnung, man hat keinen Überblick. Dagegen muss man ankämpfen: Die Wahrnehmungsfähigkeit kann geschult werden – durch individuelles Training, wie es in diesem Kapitel beschrieben ist, oder durch den Besuch geeigneter Seminare.

Krisen als überwindbar wahrnehmen

Um Resilienz aufzubauen, ist es wichtig, dass man Krisen nicht als unüberwindbare Probleme betrachtet. Dabei spielt die Wahrnehmung zusammen mit der Einstellung. Die Tatsache, dass etwas Einschneidendes geschehen ist, kann nicht geändert werden, aber man kann wählen, wie man darüber denkt und was man in Zukunft macht.
Wenn wir unsere Wahrnehmungsqualität erhöhen wollen, kommt uns unser eigenes Weltbild in die Quere und schränkt uns ein. Wir nehmen selektiv wahr, um unsere eigene Welt zu bestätigen und zu bestärken. Dabei orientieren wie uns nicht an der Wahrheit, sondern an unserem Weltbild.

> Der Mensch sammelt Informationen nur,
> um sein Weltbild zu bestätigen.

Es mag irritieren, dass Menschen auch dann ihr Weltbild um jeden Preis aufrechterhalten wollen, wenn es unlogisch ist, das Leben erschwert oder unwahr ist. Warum machen wir das? Weil wir jahrelang nach diesem Weltbild gelebt haben und es vor uns schwer rechtfertigen können, wenn wir dies als unsinnig entlarven. Wir verteidigen unser Weltbild unbewusst und nehmen die Welt selektiv genau so wahr, dass sich dieses Bild bestätigt.
Da diese inneren Vorgänge unbewusst ablaufen, bemerkt man sie selbst immer als Letzter, was Resilienz nicht unbedingt fördert. Bewusstseinsschulung ist hier ein einfacher Weg zu mehr Wahrnehmungskompetenz. Dafür ist es sehr hilfreich, folgenden inneren Ablauf zu erkennen.

Wahrnehmungsprozess

Wahrnehmung läuft als innerer Prozess in folgenden drei Schritten ab:

1. Beobachtung:

Konkrete und sachlich-nüchterne Beschreibung dessen, was man sieht und hört (z. B.: „Mein Gegenüber schlägt die Beine übereinander und verschränkt die Hände.“)

↓

2. Interpretation:

Vermutung, was im anderen vorgeht und warum etwas so ist, wie es ist (z. B.: „Der andere verschließt sich gegenüber meiner Meinung, weil er mich nicht leiden kann.“)

↓

3. Eigene Reaktion:

Das, was aufgrund der Interpretation ausgelöst wird, welchen Impuls es bewirkt und wie man reagieren will (z. B.: „Ich erkläre das noch einmal, ich möchte ihn überzeugen.“)

Nutzen Sie folgende Übung, um Ihre Wahrnehmungsfähigkeit zu entwickeln:

Übung: Bewusst wahrnehmen

Beobachten Sie andere Menschen und Situationen in der Öffentlichkeit und üben Sie, die drei Schritte, die im inneren Wahrnehmungsprozess ablaufen, auseinanderzuhalten.

Beobachten Sie bei allem, was Sie sehen und hören, folgende drei Schritte an sich selbst:

1. Ich beobachte ....
2. daraus interpretiere ich ....
3. und das löst in mir folgende Reaktion aus ....

Beobachten Sie an sich selbst, wie Sie die drei Schritte bewusst wahrnehmen.

Wenn Sie die Übung einige Male wiederholen, fällt es Ihnen bald leicht, den Unterschied zwischen dem, was wirklich ist, und dem, was Sie daraus machen, zu erkennen. Verbessern Sie so die Qualität Ihrer Wahrnehmung und gewinnen Sie neue Sichtweisen – für mehr Resilienz.

Mini-Krise im Auto

Stellen Sie sich vor, Sie fahren auf der Autobahn und haben es eilig. Vor Ihnen fährt ein Auto in der dritten Spur mit 110 km/h. Auf den anderen Spuren fahren LKWs mit 108 km/h.

- Was denken Sie?
- Was sagen Sie?
- Wie reagieren Sie?
- Was tun Sie?

Zunächst vorweg ein Hinweis: Sie dürfen und sollen Gefühle zulassen und äußern – auch Schimpfen, Fluchen und Klagen ist erlaubt, wenn dadurch Spannungen abgebaut werden. Sie sollten dabei die Sache nicht künstlich aufbauschen und Sie müssen in solchen Situationen immer an Ihre Sicherheit denken. Darüber hinaus ist es aber wichtig, nicht im Ärger zu verharren, sondern einen positiven Ausweg bereitzuhaben. Manchmal ist das nicht leicht, insbesondere dann, wenn Ärger im Spiel ist und man die Dinge nicht ändern kann. Wie kann man mit einer solchen Situation umgehen? Es liegt auf der Hand, man kann den anderen nicht ändern. Das Einzige, das man ändern kann, ist die eigene Definition der Situation. Nach dem Motto: Die Situation ist mein Trainer – sie will mir etwas beibringen.

Folgende Fragen können dabei hilfreich sein:

- Was ist das Problem?
- Wer hat das Problem?
- Was ist mein Beitrag für die Definition der Situation?
- Welches Verhalten schadet und welches ist nützlich?
- Was darf mich aus der Fassung bringen/was nicht?
- Wofür ist das eine Gelegenheit, was kann ich daraus machen?
- Was kann ich daraus lernen?

Die Wahrnehmung dessen, wer das Problem hat, ist eine der wichtigsten Überlegungen im Leben! Die Antwort darauf führt zu der grundlegenden Erkenntnis, dass es mich nicht ärgert – sondern, dass ich mich ärgere, dass nicht das andere Auto das Problem ist – sondern, dass es für mich ein Problem ist, hinter diesem Auto langsam herzufahren. Ein kleiner und feiner, aber wichtiger Unterschied in der Selbstwahrnehmung.

Emotionen abkühlen

Andere Menschen, über die ich mich wegen ihrer Fahrweise oder aus anderen Gründen ärgern muss, werden sich meinetwegen nur sehr selten ändern. Negative Emotionen bringen daher nicht viel und ich muss Übersicht gewinnen. Wie kann ich das anstellen, wenn gerade meine „Ärger-Hormone" wirken?

In schwierigen Zeiten und Krisen verliert man leicht die Übersicht und behindert sich dadurch oftmals selbst. Hier hilft es, folgendes persönliches Stopp-Ritual zu etablieren: Tief durchatmen, sich etwas Zeit nehmen und das Ganze aus einer gewissen Distanz betrachten. So kann man sich darüber bewusst werden, was man wirklich will und wofür es jetzt wichtig ist, Energie aufzubringen. Sie fragen sich, wie das funktioniert? Das Arbeitsblatt auf der nächsten Seite wird Ihnen einen Weg zeigen, wie Sie in schwierigen Momenten die nötige Distanz gewinnen: indem Sie Denkschemata, die Sie in die Spirale der negativen Emotionen ziehen, durchbrechen.

Praxis-Arbeitsblatt: STOPP – was mache ich?

Diese Schritte sollten Sie sich einprägen und für die Situationen bereit haben, in denen Sie sich ärgern. Brechen Sie mitten in den negativen Emotionen alle Denkschemata plötzlich ab und fragen Sie sich:

- STOPP! Was läuft hier bei mir?
- Was genau mache ich im Moment?
- Wohin will ich wirklich? Was ist mein Ziel?
- Was muss ich jetzt tun/unterlassen – was ist gut/was ist kontraproduktiv?
- Was mache ich als ersten Schritt, um mein Ziel effektiv zu erreichen?

Klarer Kopf

Emotionen sind wichtig, besonders positive Emotionen, wenn man sich wohlfühlt. Eine negative Emotion, wie sie bei Ärger oder Konflikten auftritt, kann kurzfristig nützlich sein, um Dampf abzulassen und die aufgestaute negative Energie abzubauen. Leider löst sich die negative Emotion danach nicht automatisch auf, sondern stört die klaren Gedanken. Das oben beschriebene Stopp-Ritual ist daher eine gute mentale Strategie, um negative Emotionen zu unterbrechen. Dann kann man entweder das Problem mit klarem Kopf lösen oder sich mit dem abfinden, was sich nicht ändern lässt.

> Entwickeln Sie die Kraft, zu verändern, was Sie ändern können,
> entwickeln Sie die Geduld, zu ertragen, was Sie nicht verändern können und
> entwickeln Sie die Weisheit, beides voneinander zu unterscheiden
> **und**
> entwickeln Sie den Ideenreichtum, um das Beste aus Nicht-Änderbarem zu machen.

Bevor man sich mit etwas abfindet, das sich nicht ändern lässt, sollte man sich diese Aussage in Erinnerung rufen, um nochmals zu prüfen, ob man es wirklich nicht ändern kann. Vielleicht könnte man es ja ändern, wenn die eigenen Denkmuster es zulassen würden.
Wenn Sie nun tatsächlich keinen Einfluss auf die Situation haben – wie beispielsweise im Falle des Autofahrers, der auf der Überholspur schleicht –, dann ist es an der Zeit, zu erforschen, was Sie diese Situation lehren will. Was verbirgt sich Positives dahinter? Die Situation ist Ihr Trainer. Die Geschichte mit dem langsamen Autofahrer könnte Sie Folgendes lehren: Mehr Geduld, größere innere Ruhe, eine Pause machen, sobald die nächsten Raststätte kommt oder Vertrauen in Einheimische haben, die örtliche Geschwindigkeitskontrollen besser kennen.

Fokussieren auf Lösungen

Die einzigartige Möglichkeit, die eine offene Wahrnehmung bietet, ist das bewusste Steuern der Aufmerksamkeit. Das ist ein wichtiger Baustein für mehr Resilienz – man ist seiner Wahrnehmung nicht mehr ausgeliefert, sondern man nutzt sie gezielt.

> Man nimmt wahr, was man wahrnehmen will.
> Man ist, was die Gedanken sind.
> Siege entstehen im Kopf.

Man kann folgende Wahrnehmungsrichtungen nutzen:

- Lösungsorientierung
- Problemorientierung
- Vergangenheitsorientierung
- Zukunftsorientierung

Daraus ergeben sich vier Richtungen, die sich in der passenden Kombination für verschiedene Schwerpunkte eignen.

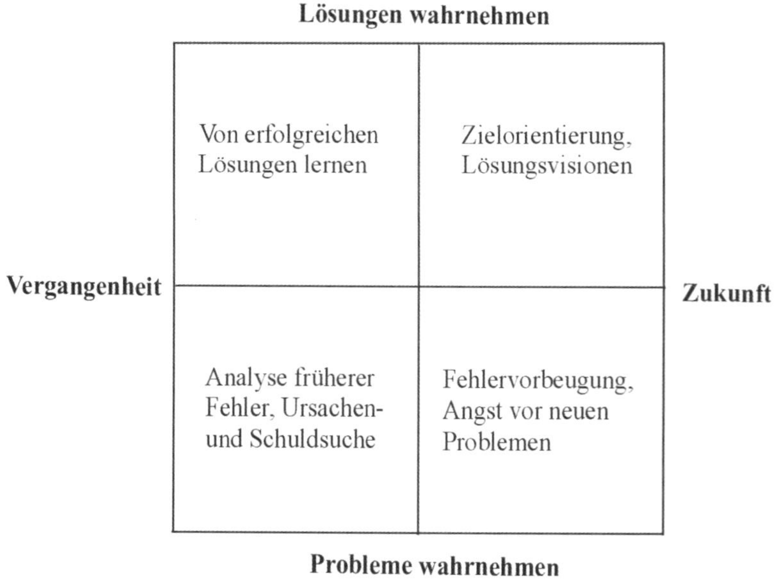

Abbildung 21: Wahrnehmungsqualitäten

1. Wahrnehmung von Problemen in der Vergangenheit: Die Aufmerksamkeit auf diese Ecke zu richten, ist jene einseitige Auseinandersetzung mit einer Krise, die die Mehrheit der Menschen durchführt. Geht etwas schief, macht man das automatisch – man fragt sich, wer schuld ist, warum das passierte und sucht Fehler und Schuldige.

Nutzen: Wenn es richtig gehandhabt wird, können durch eine Analyse Verbesserungen eingeleitet werden.

Gefahr: Ein Verharren in der Vergangenheit und das Wühlen in Problemen bringen niemanden weiter.

2. Wahrnehmung von Problemen in der Zukunft: Orientierung auf Fehler, die in der Zukunft passieren können. Wird der erste Punkt ordentlich durchgeführt, lernt man aus den Erfahrungen der Vergangenheit für die Zukunft.

   Nutzen: Man vermeidet in der Zukunft die Fehler der Vergangenheit. Überlegt man in „Worst-Case-Szenarios" was schlimmstenfalls passieren kann, ist man auf Probleme gut vorbereitet.

   Gefahr: Ängste vor Fehlern in der Zukunft verhindern, neue Wege zu probieren.

3. Wahrnehmung von Lösungen in der Vergangenheit: Hier lenkt man die Aufmerksamkeit auf bewährte Lösungsstrategien.

   Nutzen: Man schaut sich etwas von den Besten ab oder gräbt eigene Erfolgsstrategien der Vergangenheit aus. Zwei sehr nützliche Richtungen der Wahrnehmung, zu denen in diesem Buch immer wieder ermutigt wird.

   Gefahr: Man kopiert die Strategien 1:1, anstatt sie mit eigenem Leben zu füllen, und hat keinen Erfolg damit.

4. Wahrnehmung von Lösungen in der Zukunft: Die Fokussierung auf die Lösungsorientierung hat sich in den letzten Jahren sehr etabliert, da sie viele Vorteile bietet.

   Nutzen: Von den Erfolgsstrategien der Vergangenheit leitet man eigene Ziele ab und findet seine individuelle Lösung in der Zukunft.

   Gefahr: Man verliert sich in Träumen einer besseren Zukunft. Wenn man mit guten Zielen arbeitet, sollte das die Durchführung nicht beeinträchtigen.

Wir sehen hier deutlich, dass jedes der vier Felder seine Wichtigkeit besitzt und dass für den Umgang mit Krisen der Lösungsorientierung eine besondere Rolle zukommt.

Steckt man in einer schwierigen Lebensphase, sind die Problemgedanken normalerweise ständig präsent, weshalb die Fokussierung auf Lösungen besonders forciert werden muss.

Das folgende Arbeitsblatt zeigt Ihnen, wie Sie gezielt Fragen formulieren können, die der Lösungsorientierung dienen.

Praxis-Arbeitsblatt: Lösungsorientierung erleichtern

Ist jemand in einer Krise, so fragt man oft spontan: „Was ist passiert?" „Wie geht es dir?" „Wie konnte das geschehen?" Solche offenen Fragen führen tiefer in das Problem und sind für eine Lösungsorientierung nicht brauchbar.

In Training und Beratung arbeitet man daher mit lösungsorientierten Fragen. Diese Fragen können Sie sich zunutze machen, wenn Sie sich selbst weiterhelfen möchten oder, wenn Sie jemand anderen dabei unterstützen wollen, eine Lösung zu finden. Wählen Sie jene Fragen aus, die Sie für Ihre Lösung weiterbringen:

- Woran werde ich merken, dass ich kein Problem mehr habe?
- Wie weiß ich, dass mein Ziel erreicht ist?
- Wie wäre es, wenn plötzlich über Nacht eine Lösung gekommen wäre?
- Was werde ich sehen, hören und fühlen, wenn das Ziel erreicht ist?
- Wie viele Prozent der Lösung sind damit gefunden?
- Was ist anders als vorher, wenn das Problem beseitigt ist?
- Wer würde sich dann anders verhalten? Wie?
- Wie muss ich mich verhalten, um mein Ziel zu erreichen?
- Was mache ich, wenn eine Lösung erreicht ist?
- Woran erkenne ich, dass ich auf dem richtigen Weg bin?

Fehlertoleranz in der Praxis

Um Lösungen mit Erfolg anzustreben, ist es wichtig, mit Fehlern richtig umzugehen. Nicht der Fehler ist das Problem, sondern, wenn nichts daraus gelernt wird. Das ist ein großes Thema für jeden Einzelnen, aber auch in Unternehmen, die sich die Fragen stellen müssen: Wie stellen wir das Lernen in unserer Organisation sicher? Wie gehen wir mit Fehlern ganz konkret um? Scheuen sich die Mitarbeiter, Fehler zuzugeben, da sie dann als „Verlierer" dastehen? Eine Gewinner-Verlierer-Sichtweise oder gar ein Täter-Opfer-Denken sind nicht geeignet, um aus Fehlern zu lernen.

Übung: Aus Fehlern lernen

Probieren Sie folgende Übung zunächst in Ihrem Privatumfeld aus: Der nächste „Fehler", der geschieht, soll von Ihnen zu einer positiven und bewussten Lernerfahrung ausgestaltet werden – für Sie und für die Beteiligten:

- Wofür ist das eine Gelegenheit?
- Was werde ich daraus lernen?
- Was werde ich das nächste Mal anders machen?
- Beobachten Sie, was sich dadurch verändert!

Die Langzeitperspektive einnehmen

Menschen, die eine Widerstandsfähigkeit gegen Krisen aufbauen konnten, gelingt es, trotz einer widrigen Gegenwart, eine Langzeitperspektive einzunehmen. Sie stellen das Geschehene nicht in den Mittelpunkt, sondern sehen es im Zusammenhang mit dem gesamten Lebenskontext.

Verschaffen Sie sich einen langfristigen Überblick

Die Wahrnehmung wird so gesteuert, dass das negative Erlebnis als etwas Vorübergehendes wahrgenommen wird. Dazu werden die richtigen Worte im inneren Dialog und in Gesprächen mit anderen gewählt: „Ich bin jetzt gerade erschöpft", statt „Ich bin dauernd erschöpft." Der übergeordnete positive Gesamtzusammenhang hingegen wird in der Langzeitperspektive betrachtet. Das negative Erlebnis verliert dadurch seine Dominanz und definiert sich als kurz. Negativdenker machen genau das Gegenteil, sie steuern ihre Aufmerksamkeit in die falsche Richtung und nehmen das Negative als lang andauernd und das Positive als vorübergehend wahr.

Tipp: Für mehr Wahrnehmungskompetenz

- Bewahren Sie Offenheit für Neues, seien Sie neu---gierig.
- Lenken Sie Ihre Aufmerksamkeit auf Positives.
- Seien Sie freundlich zu anderen und zu sich selbst.
- Nehmen Sie vieles mit Humor wahr.

Selbstwahrnehmung

Abschließend sei noch auf die Wahrnehmung der eigenen Person hingewiesen. Ich sehe mich als Opfer; die anderen sehen mich als Manipulator; ich glaube, mir an der Krise die Zähne auszubeißen; die anderen denken, ich habe alles im Griff; die widrigen Umstände machen mir Angst; andere orientieren sich an meinem Mut; ich sehe mich als Tiger, die anderen sehen mich als Frosch …

Wer hat recht? Wie ist man wirklich? Was ist wahr? Wie man sich selbst wahrnimmt kann davon abweichen, wie einen andere wahrnehmen. Je stärker diese Abweichung ist, desto größer ist der sogenannte blinde Fleck – die anderen erkennen etwas in einem, das man selbst nicht kennt.

Um zu erfahren, wie man von anderen wahrgenommen wird, kann man Rückmeldungen und Feedback einholen – man braucht nur andere um ihre Meinung zu bitten. Dabei kann man positive und negative Wahrnehmungen des eigenen Verhaltens erfahren. Die Angst etwas zu erfahren, was das eigene Bild negativ irritiert, ist groß, weshalb viele Menschen davor zurückscheuen, andere um eine ehrliche Rückmeldung zu bitten. Dabei könnte es ja genauso gut sein, dass wir positiv irritiert werden. Irritation ist immer eine Quelle für Kreativität und neue Gedanken, also hervorragend geeignet, um Gewohnheiten aufzudecken. Wenn man sich als Frosch sieht und die Umwelt lässt einen wissen, dass man ein Tiger ist, kann das eine sehr schöne Erkenntnis sein – also nur Mut für mehr Feedback: No risk, no fun!

Als Ergänzung zu den regelmäßigen Rückmeldungen können Sie Ihre Selbstwahrnehmung auch sehr gut reflektieren, wenn Sie folgende Fragen durcharbeiten und alles schriftlich festhalten.

Fragen zur Selbstwahrnehmung

- Wie definiere ich mich in meiner Kleidung und in meinem Aussehen?
- Wie definiere ich mich durch meine Sprache?
- Wie definiere ich mich durch mein Verhalten?
- Was habe ich für eine Meinung von mir?
- Wie gut kann ich mit Krisen umgehen?
- Wie sollte ein gutes Miteinander aussehen?
- Was möchte ich gerne können?
- Was möchte ich gerne noch erreichen?
- Wie möchte ich gerne sein?
- Was möchte ich haben?
- Was denke ich?
- Welche Hindernisse gibt es am Weg zu meinen Zielen?
- Was ist der Sinn meines Lebens?

Gute Antworten erhalten Sie nur, wenn Sie die richtigen Fragen stellen. In diesem Sinn werden viele Antworten auf die Fragen oben bereits wertvolle Informationen beinhalten, die Sie möglicherweise bis jetzt noch nicht schriftlich festgehalten haben. Wenn Sie abschließend nochmals alle Notizen lesen, bekommen Sie einen guten Überblick über ihre Selbstwahrnehmung und über ihre Lebenseinstellung.

Übung: Schwächen in neuem Licht

Diese Übung ist nützlich, wenn Sie zu jenen Menschen gehören, die sich oft unter ihrem Wert verkaufen. Wenn Ihnen wenige positive und viele negative Eigenschaften zu sich selbst einfallen, können Sie in dieser Übung Ihre Selbstwahrnehmung neu definieren, indem Sie das, was Sie als Schwächen empfinden, in ein neues Licht rücken.
Nennen Sie drei Eigenschaften oder Verhaltensweisen, die Sie in Ihrem derzeitigen (Berufs-)Umfeld als Schwäche erleben?
Erörtern Sie im Austausch mit guten Freunden, in welchem Umfeld/Zusammenhang diese Eigenschaft oder dieses Verhalten ein großer Vorteil, eine Stärke ist. Lassen Sie ihre Kreativität frei spielen und sammeln Sie sowohl naheliegende Beispiele als auch einige verrückte Ideen.

Dazu einige Beispiele:

- Jemand, dem die Arbeit egal ist – was manchmal ein Nachteil für ihn ist –, hat beispielsweise eine große Stärke, wenn es darum geht, sich mit seinen Gefühlen nicht voll einzulassen und emotionale Distanz zu bewahren. Das kann sowohl im Beschwerdemanagement wichtig sein als auch bei einer neutralen Analyse des Unternehmens.
- Jemand, der seinen Job zu ernst nimmt – was manchmal ein Nachteil für ihn ist –, hat beispielsweise eine große Stärke, wenn es darum geht, authentisch die Interessen des Unternehmens zu vertreten.
- Jemand, der sehr ruhig ist – was manchmal ein Nachteil für ihn ist –, hat beispielsweise eine große Stärke, wenn es darum geht, anderen zuzuhören.
- Jemand, der aufbrausend ist – was manchmal ein Nachteil für ihn ist –, hat beispielsweise eine große Stärke, wenn es darum geht, spontan Gefühle zuzulassen.
- Jemand, der sensibel ist – was manchmal ein Nachteil für ihn ist –, hat beispielsweise eine große Stärke, wenn es darum geht, sich in andere einzufühlen.

Die Übung zeigt: Jede Schwäche ist auch eine Stärke. Es ist nur eine Frage, in welchem Umfeld und in welcher Situation sie eingesetzt wird. Jede Medaille hat zwei Seiten. Ist die zweite Seite der Medaille entdeckt, so kann man die Intensität so verändern, dass beide Seiten in ein harmonisches Gleichgewicht kommen. Zur Veranschaulichung betrachten wir jenen Menschen, der sehr aufbrausend ist. Er hat in der Übung erkannt, dass diese Eigenschaft – richtig dimensioniert – eine Stärke darstellt, nämlich Gefühle spontan zuzulassen. Wenn wir uns das auf einer Skala vorstellen, so wäre das vergleichbar mit dem Pegel einer Musikanlage. Ist der Ton richtig dimensioniert, passt der Pegelausschlag, ist er zu laut, übersteuert dieser. Wird die Eigenschaft übertrieben, übersteuert sie ebenfalls und wird negativ. Will man die positive Seite der Eigenschaft nutzen, so braucht man sie nur etwas zurücknehmen, wie dies folgende Grafik verdeutlicht:

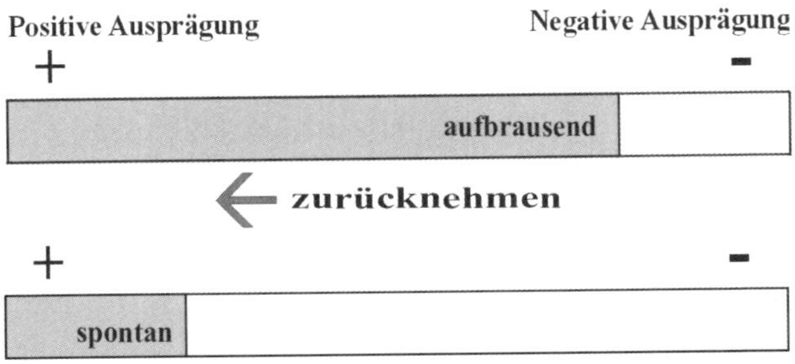

Abbildung 22: Zwei Seiten der Eigenschaft „aufbrausend"

Betrachten Sie zur weiteren Veranschaulichung noch den ruhigen Menschen. Auch er braucht seine Stärke nur weniger ausspielen, wenn zuviel davon vorhanden ist:

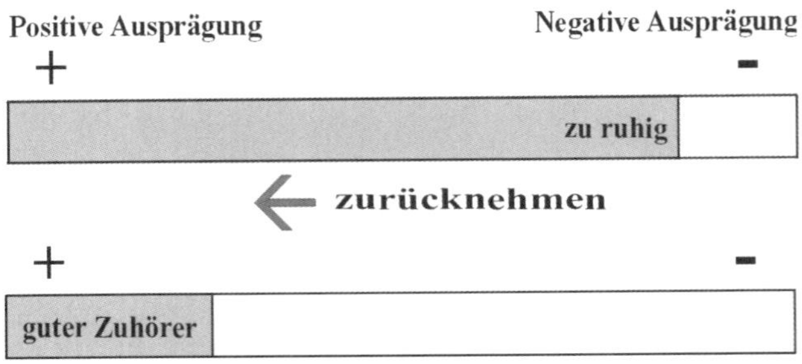

Abbildung 23: Zwei Seiten der Eigenschaft „ruhig"

Diese Sichtweise führt weg von den veralteten Eigenschaftsprofilen, in denen es gute und schlechte Eigenschaften gab. Jede Eigenschaft hat eine positive und eine negative Seite. Wenn Sie eine Eigenschaft haben, die Sie als Schwäche erleben, so gibt es immer einen Moment, in dem sie zur Stärke wird. Das ist ein wichtiger Gedanke zur Verbesserung der Selbstwahrnehmung und führt zu einem ausgewogenen Selbstbild.

5. Setzen Sie sich realistische Ziele

Resiliente Menschen verlieren ihre Zukunft nicht aus dem Blickfeld. Trotz der Krise sind noch Wünsche vorhanden, aus denen sich Ziele entwickeln können. Es geht darum, neue Träume zuzulassen, Verwirklichbares zu erkennen und etwas zu tun, um Ziele zu verwirklichen.

Ziele und Wünsche ohne Tun führen nicht zur Zielerreichung. Doch auch das Umgekehrte gilt – Tun ohne Zielorientierung lässt umherirren und führt ins Leere.

☺ Er wusste nicht wohin, aber Hauptsache, er war schneller dort. ☺

Vom Traum zum Ziel

Neben der positiven Einstellung steht die konkrete Arbeit an unseren Wünschen am Anfang der Reise zu neuen Horizonten. Dazu ist es wichtig, dass die Wünsche zu Zielen werden, damit sie verwirklichbar werden. Ein Traum oder ein Wunsch ist zwar etwas Wichtiges und wir haben genug Zeit damit verbracht, neue Wünsche im Leben zu erträumen, doch nur ein klares Ziel verhindert, ein Träumer zu bleiben.

Träumen Sie nicht Ihr Leben, sondern leben Sie Ihre Träume.

Was ist der Unterschied zwischen Wunsch und Ziel?

Wünsche	Ziele	Wozu mit Zielen arbeiten?
• sind global • sind vage • sind passiv • lösen Sehnsüchte aus	• sind konkret • sind nachvollziehbar • sind aktiv • lösen Handlungen aus	• sind kontrollierbar • bringen Erfolgserlebnisse • sind objektivierbar • Ziele motivieren

Die Arbeit mit Zielen bedeutet Ergebnisorientierung und nicht Aufgabenorientierung: Wesentlich ist, was erreicht wird und nicht, was man tut. Klare Ziele bewirken den gezielten Einsatz von Ressourcen und schaffen Freiräume.

Wenn Sie Ihre Träume verwirklichen wollen, müssen Sie zunächst einmal aufwachen.

Es gibt eine Vielzahl von Unterteilungsmöglichkeiten für verschiedene Ziele. Im Aufbau von Resilienz spielen folgende Zielkategorien eine Rolle:

- Strategische Ziele: Welches planmäßige langfristige Vorgehen wähle ich, um aus der Krise zu kommen?
- Wirtschaftliche Ziele: Wie stelle ich sicher, genügend Einkommen zu haben?
- Organisatorische Ziele: Welche organisatorischen Maßnahmen muss ich berücksichtigen?

Es kann vorkommen, dass verschiedene Ziele in Konkurrenz zueinander stehen und daraus Zielkonflikte entstehen. Die Kunst ist es, diese bewusst wahrzunehmen und die vorhandene Energie sinnvoll zu nutzen.
So widersprechen sich beispielsweise häufig: Umweltziele – individuelle Ziele – Gruppenziele – Unternehmensziele ...

Beim Erarbeiten der Zielvorstellungen ist es sinnvoll, vorher zu überlegen:

- Was sind meine persönlichen Ziele?
- Welches sind die Ziele des Unternehmens, für das ich arbeite?
- Wo widersprechen sich meine persönlichen Ziele und die Unternehmensziele und wie können diese aufeinander abgestimmt werden (z. B. Zeitressourcen-Konflikt)?
- Gibt es andere Konfliktzonen von Zielen, die mein Leben betreffen (z. B. Vereine, die meine Energie genauso beanspruchen wie mein Privatleben)?

Zielerreichung beginnt mit der Formulierung

Was möchte ich erreichen?	→ Inhalt
Woran erkenne ich, dass das Ziel erreicht ist?	→ Erfolgskriterien
Bis wann soll das Ziel erreicht sein?	→ Termin

Klare Kriterien führen zum Ziel

Gute Ziele sind:

- Konkret und messbar: Gute Ziele sind so eindeutig, dass kein Spielraum bleibt. Die Zielaussage muss zu einem abgestuften Urteil befähigen und angeben, in welchem Umfang was, wo, wann, mit wem, in welchem Ausmaß erreicht werden soll. Steigerungen („ich möchte entscheidungsfreudiger werden“) und Vergleiche mit anderen Personen („ich möchte so sein wie ...") sind deshalb zu vermeiden. Gute Fragen, um zu einer konkreten, messbaren Zielformulierung zu kommen, sind: Woran werden Sie erkennen, dass Sie das Ziel erreicht haben? Was werden Sie sehen/hören/fühlen?

- Realistisch im eigenen Handlungsspielraum: Es muss prinzipiell möglich sein, dass man das Ziel erreichen kann, sonst handelt es sich um Träumereien. Ein Mann kann beispielsweise nicht Mutter werden. Das Ziel muss sich im eigenen Handlungsspielraum befinden. Unzulässig ist eine Abhängigkeit von anderen Personen oder Umständen (z. B.: „Ich will, dass sie mich liebt" ist nicht im eigenen Handlungsspielraum, da es von ihr abhängt. Okay wäre: „Ich werde dies und das tun, um die Chance zu erhöhen, dass sie sich in mich verliebt.").
- Positiv: Es ist wichtig, zu wissen, wohin ein Ziel führen soll – genauso wie die positive Formulierung bei den mentalen Botschaften wichtig war. Will man von etwas wegkommen (z. B. vom Rauchen oder viel Essen ...), so sind Zielaussagen nicht brauchbar, die eine Verneinung oder Verkleinerung enthalten, wie z. B.: „Ich möchte weniger essen". Da es unzählige Möglichkeiten des weniger Essens gibt, ist diese Formulierung zu unkonkret. Eine bessere Zielformulierung könnte lauten: „Ich ernähre mich ab morgen gesund und esse achtzig Prozent Gemüse ...". Zudem würde man bei negativen Formulierungen immer jene Worte aussprechen, die das beschreiben, was man vermeiden will. So bleibt beispielsweise bei „weniger rauchen" für das Unbewusste „rauchen" in der momentanen akustischen Erinnerung, da dieses das „weniger" nicht wahrnehmen kann. Besser ist es, man beschreibt das Ziel stattdessen mit den Worten: „Ab morgen lebe ich gesund und bald werde ich wieder frei atmen können, wenn ich einen Berg hinaufgehe." Das Positive ist sehr motivierend und unterstützt die Zielerreichung und Umsetzung, da wir zwar „Nein sagen", jedoch nicht „Nein denken" können (auf Seite 90 wurde im Detail darauf eingegangen).
- Mit überschaubarem Zeithorizont: Der Überblick muss erhalten bleiben. Speziell bei größeren Zielen setzt man deshalb Teil- oder Tagesziele.

Das Arbeitsblatt auf der nächsten Seite zeigt Ihnen, wie Sie Ziele optimal formulieren, und so all Ihre inneren Ressourcen zur Zielerreichung freisetzen können.

Praxis-Arbeitsblatt: Mit Zielen arbeiten

Das korrekte Formulieren von Zielen ist so wichtig, dass es in viele Bereiche des Privat- und Arbeitslebens hineinspielt. Probieren Sie aus, wie es Ihnen gelingt, ein Ziel zu formulieren. Starten Sie mit einer einfachen Zielsetzung und sehen Sie, was Ihnen leichtfällt und wobei Sie sich schwer tun. Gehen Sie diese Punkte durch und kommen Sie zu einem wohlformulierten Zielsatz.

1. Thema/Lebensbereich:
2. Istsituation: Wo befinde ich mich im Moment?
3. Ziel: Wohin möchte ich? Erstformulierung:
4. Überprüfen Sie nun die Erstformulierung und ändern Sie diese gegebenenfalls:
   - Ist mein Ziel konkret und messbar?

     Was, wann, wo, mit wem, in welchem Ausmaß werde ich erreichen? Was werde ich sehen, hören und fühlen?

     Falls nicht, was ändere ich, damit diese Kriterien gegeben sind:
   - Ist mein Ziel realistisch im eigenen Handlungsspielraum?

     Ist es mir möglich, das zu erreichen?
     Liegt die Zielerreichung in meinen Händen?

     Falls nicht, was ändere ich, damit es realistisch wird:
   - Ist mein Ziel positiv?

     Habe ich kein „nicht", „kleiner", „weniger", „kein" etc. in meinem Zielsatz?

     Falls doch, was ändere ich, damit die Zielaussage positiv wird:
   - Ist mein Ziel innerhalb eines überschaubaren Zeithorizonts realisierbar?

     Habe ich den Überblick, was ich bis wann machen muss?
     Ist es besser, Teilziele zu stecken?

     Falls nicht, was ändere ich, damit das Ziel überschaubar wird:

5. Fragen zur Umsetzung:
   - Muss ich mit Hindernissen rechnen? Wenn Ja, mit welchen und wie gehe ich damit um?
   - Welche Vorteile hätte es, dieses Ziel nicht anzusteuern und wie könnte ich diese Vorteile im erreichten Ziel sicherstellen/kompensieren? (Das ist eine wichtige Frage, da die Vorteile im Istzustand verhindern können, dass das Ziel umgesetzt wird, wenn sie nicht mitgenommen werden können.)
   - Welche Ressourcen zur Zielerreichung habe ich schon? Was brauche ich noch?
   - Was und woran muss ich glauben, um mich mit Zuversicht auf den Weg zu machen?

6. Was ist der erste Schritt?

7. Gibt es innere Einwände?

   Wenn Ja, welche und wie muss das Ziel umdefiniert werden, damit diese nicht mehr vorhanden sind? Gegebenenfalls Sie mit einer neuen Zielformulierung von vorne beginnen.

   Wenn Nein -> Just do it!!!

Umsetzen von Zielen

Resiliente Menschen schaffen es, Wünsche in Ziele zu verwandeln und diese umzusetzen – die korrekt formulierte Zielaussage ist eine wichtige Grundlage dafür. Sie kennen ihre Ziele und wissen ebenso, wann die eigenen Grenzen erreicht sind. Rückmeldungen und Kritik helfen ihnen und werden für Verbesserungen genutzt.

Es geht darum, die Zukunft anzusteuern und dabei auf das augenblickliche Tun zu achten. Man wächst schrittweise an seinen Herausforderungen und kann so Ziele erreichen, die man vor ein paar Jahren für unerreichbar gehalten hätte. Man geht sein Ziel so an, als ob es nicht da wäre, dann verkrampft man nicht zu sehr und kann sein Ziel mit mehr Freude und Leichtigkeit anstreben – denn damit geht vieles einfacher. Man macht ganz einfach das, was man macht, und tut dies so gut man kann, in einer Atmosphäre entspannter Konzentration.

Entscheidungen treffen

Entscheidungen zu treffen ist gar nicht so einfach. Die schönste Zielformulierung hilft nichts, wenn danach nichts getan wird. Dabei bedeutet, sich nicht entscheiden zu können, sich bereits entschieden zu haben! Nämlich dazu, nichts zu ändern und keine Entscheidung zu treffen.

Warum fallen manche Entscheidungen schwer?

Die Entscheidung, ein Ziel umzusetzen, impliziert auch eine Scheidung, wie im Wort „Ent---scheidung“ zu erkennen ist – eine Trennung von alten Gewohnheiten, Mustern und Schemata. Leider wird oft das bekannte Unglück dem unbekannten Glück vorgezogen. Denn das Unbekannte bedeutet Ambiguität (Mehrdeutigkeit der Situationen), und da sich jede Verhaltensweise aus gutem Grund geprägt hat, ist das Aufgeben alter Gewohnheiten immer mit Unsicherheit verbunden. Man weiß ja noch nicht, wie die neuen Kontinente sein werden, während man die alten vertrauten Küsten der Heimat schon aus den Augen zu verlieren beginnt.

Weil Unsicherheit vermieden wird, werden viele Ziele nie umgesetzt. Diese Vermeidungshaltung ist weitverbreitet: bei Entscheidungen in Unternehmen, bei Zielumsetzungen in der Politik, bei Veränderungen oder beim Konfrontieren eigener Glaubenssätze. Wichtig ist es, Unsicherheiten aushalten und alte Wege verlassen zu können. Neue Sichtweisen und neue Wege werden auf diese Weise frei.

Wie kann man mit Unsicherheitsvermeidung umgehen?

Zögert man diesen Zustand hinaus, so leidet man daran, dass sich die Ungewissheit in die Länge zieht. Das beste Rezept lautet: Entscheidung sofort! Das ist so ähnlich wie bei einer Beziehung, die schon lange schlecht läuft. Die Partner behandeln einander unwürdig und lieben sich nicht mehr. Zahlreiche Versuche, die Beziehung zu retten, scheiterten bereits, dennoch bleiben sie zusammen, manchmal sogar dann, wenn Gewalt im Spiel ist, die dann hinuntergeschluckt wird. Obwohl beide Partner darunter leiden, setzt keiner den Schlussstrich, da die Unsicherheit vor dem Unbekannten so groß ist. Fazit: Entscheidung sofort! Auch hier gilt: Besser ein Ende mit Schrecken als ein Schrecken ohne Ende.

Das folgende „Überwindungsritual" wird Sie dabei unterstützen, notwendige Entscheidungen auch dann zu treffen, wenn sie unbequem sind.

Übung: Überwindungsritual

Wenn Sie eine Entscheidung treffen, die Überwindung kostet, dann entwickeln Sie ein Ritual, das Ihnen hilft, diese Entscheidung durchzuziehen: eine kleine Handlungsabfolge, die Ihnen Sicherheit gibt und die bereits beginnt, bevor die Hemmung auftritt, die diese Entscheidung auslöst. Sie müssen also noch im „neutralen" Bereich sein, wenn das Ritual startet. Jemand, der beispielsweise im Telefonmarketing anfängt und dort mit vielen Absagen umgehen muss, entwickelt das Ritual, sich zunächst ein Glas Wasser auf den Tisch zu stellen und eine bestimmte Kleidung anzuziehen. Darüber hinaus belohnt er sich nach der fünfzehnten Absage mit einem Kaffee. Er trägt solche Kleidung nur, wenn er diese Arbeit verrichtet. Das Ritual beginnt bereits vor der unangenehmen Tätigkeit, er zieht die Kleidung an und richtet das Glas Wasser her. Die vertraute Handlungsabfolge gibt ihm Sicherheit und stimmt ihn auf die Aufgabe ein.

Ein solches Ritual, das Glas Wasser, Kleidung oder sonst etwas, muss natürlich zu der Person passen, die es entwickelt. Es muss etwas sein, das diesem Menschen positive Kraft für die Überwindung gibt – mitten in der Unsicherheit etwas Konstantes, an dem er sich festhalten kann. In das tägliche Leben integriert, bringt dies Schwung, um aus den kleinen Gräben des Tages nach oben zu gelangen – und umso schöner ist das Gefühl, wenn man das schafft. Es bringt Unabhängigkeit und Freiheit, man ist Herr über seine eigenen Gefühle.

6. Sorgen Sie für sich selbst

Auf Bedürfnisse achten

Achten Sie auf Ihre Bedürfnisse: Die eigenen Bedürfnisse sind wichtig, dazu gehört auch, sich selbst zu mögen. Ein gesundes Maß an Selbstliebe ist wichtig und hängt mit Selbstachtung und Selbstwertgefühl eng zusammen. Wir müssen uns lieben, um unsere Umwelt und das Leben zu lieben.

> Wenn es uns gut geht, geht es den anderen auch gut.
> Wenn es den anderen gut geht, geht es uns auch gut.

Achten Sie auf die Bedürfnisse der anderen: Es ist im eigenen Interesse, dass es der Umwelt gut geht – nicht aus reiner Nächstenliebe, sondern vielmehr aus einem gesunden Eigeninteresse, denn geht es unserer Umgebung gut, geht es uns besser. Das gilt im kleinsten Maßstab, z. B. im Bereich der eigenen Nachbarschaft, genauso, wie im Großen: Es sollte den reichen Industrienationen nicht egal sein, ob die Nachbarn in Armut leben. Entwicklungshilfe ist keine Einbahnstraße, sie dient auch dem Eigeninteresse. Wenn es den ärmeren Nachbarnationen besser geht, emigrieren beispielsweise weniger Menschen in die reichen Länder und potenziellem sozialem Zündstoff wird der Nährboden entzogen. So wie Länder und ihr Umfeld einander beeinflussen, so tun dies auch einzelne Menschen und ihre Umwelt.

Der Einfluss der Umwelt

Wir alle leben in dem Spannungsfeld zwischen unserer eigenen Person und der Welt um uns. Unsere Person, unsere Selbstgespräche, unsere Emotionen, Gedanken, unsere Hoffnungen und Befürchtungen treffen auf die Außenwelt – auf Erziehung, Kultur, Religion, soziales Umfeld usw. Die folgende Abbildung stellt das innere Team (vgl. Seite 86 ff.) eingebettet in dieses Umfeld dar. Das innere Team zeichnet sich durch mehr oder weniger hohes Selbstwertgefühl aus, das innere Dialoge, mentale Kraft, Gedanken und Emotionen beeinflusst sowie mit dem Körper in Wechselwirkung steht. Ein positiver innerer Dialog verstärkt und destruktive Selbst-Botschaften erschweren den fruchtbaren Austausch mit der Umwelt.

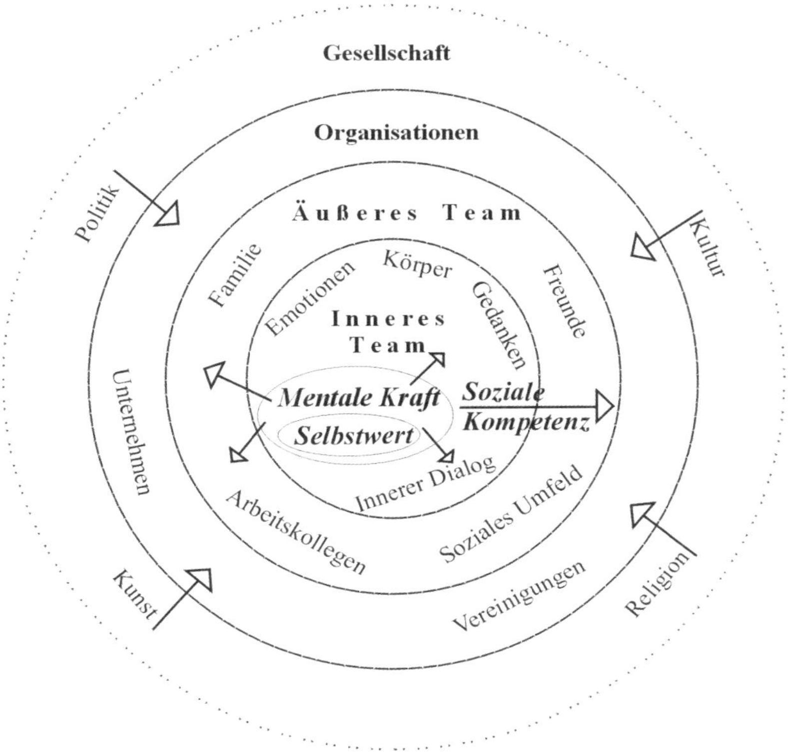

Abbildung 24: Inneres Team – äußeres Team – Umwelt

Die (Um-)Welt hat einen Einfluss auf uns. In unserem Menschwerden prägt uns dieser Einfluss bereits während unserer Kindheit und im Heranwachsen. Dies ist in der Darstellung durch jene Pfeile ersichtlich, die von außen nach innen zeigen. Die Kultur, in der wir heranwachsen, die Erziehung, die wir genießen, der Glaube, den wir annehmen ... beeinflussen uns. Je stärker wir uns von außen steuern lassen und je mehr wir glauben, nichts ändern zu können, umso eher leben wir so, wie es andere von uns erwarten, und entfalten wenig eigene Aktivitäten. Andere würden dann unsere Zeit planen, bestimmen, wo wir zu sein haben und das Leben wäre von anderen dirigiert. Wir würden gar nicht auf die Idee kommen, unser Leben in die Hand zu nehmen und auf uns selbst zu achten. Fremdbestimmung ist eine Hauptursache für Unglücklichsein. Denken Sie einmal daran, wie unangenehm es ist, in ein Korsett von Terminen gepresst zu werden und wie schön es ist, selbst über seine Zeit zu bestimmen. Oder wie viel innere Unruhe es erzeugt, wenn man eigentlich schneller sein möchte und aufgrund seines Umfelds gebremst wird – vergleichbar damit, dass man im Auto in einem Stau gefangen ist. Das sind keine guten Aussichten, ein Leben im Stau zu führen – immer abhängig von der Umgebung.

Fremdbestimmung ist eine Hauptursache für Unglücklichsein.

So muss das glücklicherweise nicht sein, wenn man davon überzeugt ist, viel Handlungseinfluss zu haben. Selbstbestimmung wird begünstigt durch eine offene Gesellschaft und vor allem durch die richtige Einstellung, durch die man Situationen wahrnimmt und gestaltet – gefördert von einem starken Selbstwertgefühl und guter Überzeugung von sich selbst. Je mehr Einfluss jemand zu haben meint, umso mehr Spielraum bleibt zur Selbstentfaltung. Wesentlich ist dabei, dass es sich jeweils um eine subjektive Einschätzung handelt, und dass sich diese ändern lässt.

Gute Persönlichkeitsentwicklung setzt daher immer an der Erweiterung des Handlungsspielraumes an. Wenn man eine einzige Möglichkeit hat, ist das wie eine Einbahnstraße. Hat man die Wahl zwischen zwei Varianten, ist das wie ein Dilemma. Interessant wird es ab drei Möglichkeiten. Folgende Geschichte bringt das Thema Handlungsspielraum humorvoll auf den Punkt: Zwei Pfarrer bekommen im Flugzeug Sekt angeboten. Der Ältere lehnt ab, der Jüngere nimmt das Glas und hält es hoch. Darauf der ältere Pfarrer: „Bevor ich Alkohol trinke, verführe ich lieber eine Frau." Da entgegnet der Jüngere: „Ach – können wir wählen?"

Ja, Sie können wählen und Sie sollten das tun. Je mehr Auswahl, desto freier ist die Entscheidung. Natürlich könnte man das auch übertreiben und ein „Zuviel des Guten" bringt nichts: Viel Spielraum ist nicht gleichzusetzen mit Glück. Zu großer Handlungsspielraum kann auch dazu führen, dass manche Menschen nicht wissen, was sie machen sollen, und ob das, was sie tun, das Richtige ist. Davor sei nur am Rande gewarnt, denn es ist bei Weitem öfter notwendig, die Wahlmöglichkeiten zu erweitern.

Die Umwelt gestalten

Die Umwelt beeinflusst uns und wir beeinflussen die Umwelt. Wir können unser Umfeld aktiv gestalten – Selbstbestimmung erhöhen und Fremdbestimmung verkleinern.

Man braucht bloß darauf zu achten, dass es einem gut geht. Das wirkt dann von innen nach außen, wie in Abbildung 24 durch die Pfeile nach außen dargestellt ist – das Individuum wirkt auf seine Umwelt. Die Wichtigkeit von sozialer Kompetenz wird in dieser Darstellung ebenfalls deutlich, denn man braucht Fähigkeiten, die den Austausch mit dem größeren Ganzen erfolgreich gestalten. Eine Wirkung auf das Umfeld ist die Folge.

Große Persönlichkeiten der Weltgeschichte oder der Wirtschaft demonstrierten immer wieder eindrucksvoll, dass sie imstande waren, ganze Staaten und Generationen durch ihre Persönlichkeit zu beeinflussen. Mahatma Gandhi, Martin Luther King, Nelson Mandela, Mutter Theresa einerseits und Che Guevara, Walt Disney, Bill Gates oder Henry Ford andererseits. Die Ideale einiger dieser Menschen könnten unterschiedlicher nicht sein (auf eine Wertung wird hier bewusst verzichtet), der Einfluss, den sie auf die Gesellschaft ausübten, ist ihnen gemein: Ihr Wirken hat Systeme verändert, Staaten und Kulturen geprägt.

Sich selbst Gutes tun

Kann man auch im „Kleinen“, in der Arbeit, im Bekannten- und Freundeskreis seine Umwelt gestalten? Sicher! Im Kleinen ist es viel einfacher, die Umwelt zu beeinflussen, als in der eingangs beschriebenen Welt der Prominenten. Sehen Sie sich einmal in Ihrer Umgebung um, wer ist jemand, der diese besondere Ausstrahlung hat und dem andere folgen? Wer steht im Mittelpunkt, ohne dass er sich künstlich in die Mitte befördert?

Ein guter Bekannter, der vom Land in die Großstadt umzog, um nahe an seinem neuen Arbeitsplatz zu wohnen, gibt ein gutes und einfaches Beispiel. Viele Menschen, die ein neuer Job in eine andere Umgebung verschlägt, leiden daran, nicht mehr so oft bei ihren Freunden in ihrer Heimat sein zu können. Deshalb fahren viele dieser Personengruppe jedes Wochenende nach Hause und fühlen sich folglich nirgends richtig daheim. In der neuen Umgebung lernen sie kaum Leute kennen, da sie ja nur an Arbeitstagen da sind. Zu Hause haben sie auch nicht mehr denselben Kontakt wie früher, da sie seltener da sind.

Nicht so dieser Bekannte. Er begann, etwas Gutes für sich selbst zu tun und begegnete der Situation proaktiv, indem er sein Lieblingshobby – das Tennisspiel – an dem neuen Ort etablierte. Er lud neue Bekannte zum gemeinsamen Sport ein und baute eine Tennisrunde auf. Diese Idee erfuhr Zuspruch und der Tenniskreis wuchs innerhalb von drei

Jahren auf fünfzig Hobbysportler. Unterschiedlichste Personen freuen sich seither jede Woche auf das gemeinsame Spiel und mindestens ebenso auf das gemeinsame Beisammensitzen danach. Ganz nebenbei fand dieser Bekannte natürlich auf diesem Weg viele neue Freunde. So einfach kann es sein, die Sache in die Hand zu nehmen, sich selbst etwas Gutes zu tun und davon mehrfach zu profitieren.

Gegen Negatives desensibilisieren

Man kann sich auch etwas Gutes tun, wenn man sich gegen Negatives wappnet. Wer beispielsweise zum Grübeln neigt und dabei nicht einschlafen kann, tut sich etwas Gutes, indem er das beendet. Resilienz beinhaltet die Fähigkeit, negative Gedanken und Einflüsse abschalten zu können. Wenn einen negative Gedanken unfreiwillig überkommen (oder denken Sie freiwillig Negatives und wachen freiwillig spät in der Nacht auf?), dann ist es an der Zeit, sich zu erinnern, wer der Boss ist: Man muss die Kontrolle über sich übernehmen und der unerwünschten inneren Stimme entgegentreten: Man denkt in diesem Moment bewusst an etwas, das man bereits hat. An positive Dinge, gute Erfahrungen, intakte Gesundheit oder Dinge, die bereits glücklich und zufrieden machen. Auch hier gilt: Learning by Doing. Folgende Übung vermittelt das auf originelle Weise. Sie zählt zu den besten Übungen, um sich gegen Negatives zu desensibilisieren:

Übung: Den Rahmen sprengen

In Krisen muss man darauf vorbereitet sein, mit Ablehnung umzugehen und über seinen Schatten zu springen. Man muss damit rechnen, dass andere Personen manches ungewöhnlich finden. Mit dieser Übungsreihe kann man vorbeugend trainieren, seine Grenzen gefahrlos zu verlassen, Ablehnung zu verkraften und sich gezielt zu desensibilisieren.

Wählen Sie ungewöhnliche Aktionen aus, bei denen nichts passieren kann, außer, dass Sie sich blamieren (bleiben Sie immer im Rahmen des Gesetzes und setzen Sie sich keiner unnötigen Gefahr aus). Überschreiten Sie diese Grenzen zuerst in kleinen Schritten, dann in größeren: Gehen Sie abends in ein Lokal mit Sonnenbrille, wo das sonst nicht üblich ist. Die anderen Besucher werden erstaunt sein und sich ihren Teil denken. Das ist Ihnen egal, Sie machen das nur als Übung und machen sich jetzt bewusst einen Spaß daraus, den Rahmen zu verlassen.

Genießen Sie dieses gefahrlose Irritieren der Erwartungen anderer und erfinden Sie weitere Dinge für Ihre Übungsreihe. Ziehen Sie sich ungewöhnliche Kleidung an, sprechen Sie mit verstellter Stimme, reden Sie in einer Fremdsprache, mimen Sie einen Betrunkenen, schminken Sie sich ungewöhnlich oder lächeln Sie fremde Menschen in der U-Bahn an. Wenn Sie Lust haben, steigern Sie die Übung noch und bitten Sie andere Menschen um etwas, von dem Sie denken, dass diese nicht einwilligen. (Der Klassiker ist, jemanden in einem Tanzlokal zum Tanz auffordern. Sie können sich auch ganz andere Dinge ausdenken. Es geht darum, dass der andere etwas ablehnt, und Sie sich so gegen Ablehnung desensibilisieren.) Nehmen Sie sich vor, von mindestens drei Menschen Absagen zu erhalten. Trainieren Sie dabei, auf die Ablehnung selbstbewusst zu reagieren: „Das tut mir leid, ich hätte wirklich gerne ...". Lassen Sie sich nicht irritieren, wenn die Absage wiederholt wird, sondern wiederholen Sie ebenfalls in aller Ruhe: „Wirklich schade", und verabschieden Sie sich freundlich und positiv. Freuen Sie sich in jeder Phase über den eigenen Mut! Falls jemand die Übungen hinterfragt, dann sagen Sie die Wahrheit, nämlich, dass das eine Übung ist. Sie lernen Ihre Grenzen zu ertasten und zu überschreiten, ohne dabei ein Risiko einzugehen. Sie bauen Mut und Zivilcourage auf, können sich von den Erwartungen anderer befreien und desensibilisieren sich gegen Negatives.

Die Kraft des Humors

Gerade in Krisenzeiten braucht man Humor und gerade in Krisenzeiten haben resiliente Menschen Humor. Lachen, das ist die freudigste Verbindung zwischen Menschen, Glückshormone (Endorphine) werden freigesetzt und deren positive Wirkung entfaltet sich im ganzen Körper. Wäre Humor ein Medikament, wäre es rezeptpflichtig. Es ist mehrfach wissenschaftlich belegt, dass Humor

- als Schmerzmittel,
- zum Stressabbau,
- für zehnfach gesteigerten Ideenreichtum,
- als Antidepressivum,
- zur Entspannungsförderung,
- zur Blutdrucksenkung,
- zur Verbesserung der Blutzuckerwerte,
- zur besseren Durchblutung der Muskulatur,
- als Wohlfühlpille

wirkungsvoll eingesetzt werden kann.

Fortschrittliche Krankenhäuser haben daher in den Vereinigten Staaten schon Mitte der achtziger Jahre damit begonnen, Klinikclowns einzusetzen. Was wie eine skurrile Behandlung wirkt, beruht auf messbaren Tatsachen und hält seither auch im deutschen Sprachraum seinen Einzug.
Kinder lachen bis zu fünfhundert Mal am Tag, bei Erwachsenen sinkt das auf zwanzig Mal. Die frohe Botschaft: Man kann Lachen als Erwachsener wieder lernen!

Passt Humor in die Wirtschaft?

Im Arbeitsleben ist nicht alles lustig, trotzdem kann sich Humor als nützlich erweisen. Gemeinsames Lachen ist eine wichtige soziale Verbindung, welches Abteilungen und Teams zusammenschweißt. Humor baut Stress ab und über sich selbst lachen zu können erleichtert den Umgang mit Fehlern und Rückschlägen.
Humor erleichtert auch die Jobsuche, denn führende Manager legen bei neuen Mitarbeitern Wert darauf. Eine Umfrage des Magazins „Fortune 500“ zeigte, dass Humor unter den „Top Drei“ der entscheidenden Kompetenzen rangiert:

1. Fachkenntnis/Know-how
2. Ergebnisorientierung/wirtschaftliches Denken
3. Humor

Humor ist kein sinnloses „Blödsein“, sondern Humor ist etwas sehr Intelligentes und bildet daher eine wunderbare Kombination mit Kompetenz. Besitzt ein Mitarbeiter Kompetenz und Humor, wird er ernst genommen, da er auch über sich selbst lachen kann und dadurch seine innere Stärke glaubwürdig wird. Eine schwache Persönlichkeit könnte nicht über eigene Fehler lachen.
Mit Humor kann ein Mensch in einem Unternehmen sehr viel transportieren – lustige Dinge, aber auch sehr ernste Angelegenheiten.
Humor ist rezeptfrei und kostenlos, womit er eine hervorragende Investition in Krisenzeiten und zu jeder anderen Zeit darstellt. Man kann dabei nur gewinnen. Entdecken Sie daher Ihren Humor (wieder) und lachen Sie bewusst, soviel Sie können. Suchen Sie sich lustige Filme und erzählen Sie wieder mehr Witze. Lachen Sie über sich und schmunzeln sie über verschiedene Situationen oder melden Sie sich für ein Lachyoga-Seminar an.

Bringen Sie mit der folgenden einfachen Übung Humor in ernste Situationen, Konflikte oder Diskussionen, in denen sich jemand zu ernst nimmt.

Übung: Humor

Stellen Sie sich bildhaft vor, wie alle Menschen, die in diesem Moment beteiligt sind, rote Clownnasen tragen oder Ähnliches, was auch immer Sie erheiternd finden. Ihre Vorstellung ist frei, Sie können sich die verrücktesten Dinge vorstellen. Mit dieser Vorstellung verliert die Situation an Schärfe und Sie werden viel lockerer reagieren, was wiederum auf die anderen abfärben wird.

Resilienz – das Wichtigste im Überblick

Man interessiert sich in der Resilienzforschung nicht für Menschen, die an Krisen zerbrechen, sondern für jene, die daran wachsen. Was resiliente Personen von anderen unterscheidet und was man sich davon abschauen kann, um Krisen besser entgegenzutreten, ist hier noch einmal zusammengefasst:

- Glauben Sie an sich und die eigene Kompetenz.
- Erkennen Sie Rückschläge als Chancen, öffnen Sie Ihre Wahrnehmung und erkennen Sie Positives.
- Entwickeln Sie die Fähigkeit, Ihren Fokus zu steuern.
- Verlassen Sie Opferrollen und seien Sie proaktiv.
- Seien Sie flexibel.
- Fühlen Sie sich verantwortlich für Ihr Leben.
- Entwickeln Sie Visionen und leiten Sie daraus konkrete Ziele ab.
- Beginnen Sie, organisiert an die Dinge heranzugehen.
- Achten Sie auf sich und Ihre Bedürfnisse.
- Gehen Sie auf andere zu – suchen Sie sich Freunde und seien Sie anderen ein Freund.

Exkurs: Resilienz als Unternehmenskultur

Können Firmen resilient sein? Unternehmen können vom Konzept der Resilienz profitieren und das Management so gestalten, dass das Unternehmen Widerstandskraft gegen Krisen hat. Da eine Firma aus Menschen besteht, kommt dem Management und den Mitarbeitern eine besondere Rolle zu und eine Investition in Resilienz, Weiterbildung und Change-Workshops zahlt sich aus. Dort lernt man, wie mit Fehlern und Rückschlägen richtig umgegangen wird und wie man unerwartete und ungewollte Veränderungen managt. Resiliente Unternehmen haben resiliente Mitarbeiter. Die größte Herausforderung für ein Unternehmen ist, sich diesem Tabuthema zu stellen, da sich jeder Bereich gerne krisenfrei darstellt.

Resilienz durch Fehlermanagement

Über Fehler und firmeninterne Rückschläge offen zu sprechen, ist in vielen Fällen schwer durchführbar – ähnlich verhält es sich mit Alkohol am Arbeitsplatz. Warum werden Fehler nicht gerne zugegeben? Eitelkeit, die Sorge nicht gut dazustehen oder die Angst vor negativen Konsequenzen spielen hierbei eine zentrale Rolle, und somit gehört es zu den wesentlichen Aufgaben der Führungskräfte, ein gutes Fehlermanagement zu fördern.

> „Hinfallen ist keine Schande – nur Liegenbleiben."
>
> (Sprichwort aus China)

Wer scheitert, gewinnt gleichzeitig auch, denn ein Rückschlag eröffnet Lernchancen, die sich sonst nie aufgetan hätten. Vermeidet man jedes Risiko, Fehler zu begehen, wird man auch niemals aus ihnen lernen können. Mitarbeitern muss daher die Angst vor Fehlern genommen und das Potenzial, das in Niederlagen steckt, bewusst gemacht werden. So bekommt das Unternehmen die Chance, aus Fehlern zu lernen, indem diese systematisch erfasst, analysiert und geändert werden. Um die Fehlervertuschungsrate so gering wie möglich zu halten, dürfen Defizite nicht als persönliches Versagen hochgespielt werden. Die Probleme von gestern können damit zu den Lösungen von heute werden. Andererseits können auch die Lösungen von gestern die Probleme von heute sein. Viele Unternehmen scheitern, wenn sie mit Lösungen von gestern Herausforderungen von heute lösen wollen, weil diese alten Strategien dafür nicht geeignet sind. Festhalten schadet, sobald sich etwas verändert.

Resilienz durch Veränderungsmanagement

Menschen, die etwas erreicht haben, bewahren dies gerne. Das führt dazu, dass Veränderungen in Unternehmen in der Regel zunächst als schlechte Nachrichten und negative Entwicklung erlebt werden.

Negative Veränderungen

Der amerikanische Unternehmensberater Daryl Conner zeigt in seinem Buch, dass die Phasen von Kübler-Ross, die im Kapitel „Momentane Rückschläge managen und akute Krisen bewältigen“ ausführlich behandelt wurden, in einem Unternehmen ebenfalls gelten:

1. Schock und Verneinung
2. Wut
3. Verhandeln
4. Depression
5. Testen und Akzeptieren

Alle aus dem Phasenmodell gezogenen Folgerungen sind auch im Unternehmenskontext zu beachten, da ein Unternehmen von seinen Mitarbeitern geformt wird. Führungskräfte können auf dieses Modell zurückgreifen, es ist ein hervorragendes und wertvolles Werkzeug, um die Mitarbeiter durch die Phasen und Emotionen einer Veränderung zu begleiten.

Der wichtigste Punkt ist auch hier: Das Management sollte Maßnahmen ergreifen, die den Weg dafür ebnen, dass kein Mitarbeiter und keine Führungskraft des Unternehmens in einer Phase stecken bleibt. Vielmehr sollte jeder Betroffene alle Stufen zulassen und durchmachen können, um schließlich weiterzukommen.

> Das Einzige, was heute konstant bleibt,
> ist die zunehmende Geschwindigkeit der Veränderungen.

Positive Veränderungen

Erwartungen bestimmen, wie Veränderungen wahrgenommen werden. Wenn man etwas erwartet oder gar herbeiwünscht, bekommt der Ablauf eine andere Dynamik, als bei jenen Veränderungen, die als Rückschlag empfunden werden.

Auch bei jenen Menschen, die eine Veränderung sehnsüchtig erwarten, kann es zu einer Krise kommen, wenn die Veränderung eingetreten ist, weil nicht immer alles so ist, wie man es sich ausgemalt hat.

Conner hat die Stufen der positiven Veränderungsprozesse unter die Lupe genommen und folgende Phasen festgestellt:

1. Uninformed Optimism: Die ersehnte Hochzeit, das fertige Projekt oder der neue Job, die Veränderung war erhofft und wird daher voll Freude begrüßt. Schattenseiten werden übersehen und eine „rosarote Brille" lässt alles in wunderbarem Licht erstrahlen.
2. Informed Pessimism: Nach der anfänglichen Freude kommen die ersten „Aha"-Erlebnisse, die einen wieder auf den Boden der Realität zurückholen und zeigen, dass die ersehnte Veränderung auch Nachteile hat. Der frischgebackene Ehepartner, der sich nach der Trauung verändert, der neue Job, der nicht nur Sonnenseiten hat, das Fehlen von Herausforderungen ohne das vertraute Projekt.
3. Hopeful Realism: Wenn die Enttäuschung in der vorigen Phase zu groß ist, kann es zum Ausstieg kommen. Wenn nicht, kommt es zum Verlust einer Täuschung (Ent---täuschung) und es gelingt danach, einen hoffnungsvollen Realismus zu entwickeln. Man beginnt, die neue Situation realistisch zu sehen und ein Licht tut sich am Horizont auf.
4. Informed Optimism: Man kennt nun Vor- und Nachteile und hat die Täuschung, dass es nur positive Seiten gäbe, ablegt. Man weiß, dass die positiven Dinge überwiegen.
5. Completion: Die Anpassung an die Veränderung gelingt und man akzeptiert die neue Situation, wie sie ist, und integriert sie in das Leben.

Die Kenntnis dieser Stufen ist für Führungskräfte wichtig, damit sie ihre Mitarbeiter besser durch sämtliche Veränderungsprozesse und Krisen begleiten können.

Die folgende Übung wird Ihnen dabei helfen, Veränderungskompetenz aufzubauen:

Übung: Tägliche Veränderung

Bauen Sie Resilienz für Veränderungen auf, indem Sie andauernd Kleinigkeiten verändern.

1. Beobachten Sie sich selbst und entdecken Sie Handlungen, die Sie aus Gewohnheit immer gleichförmig machen. Entwickeln Sie dadurch Achtsamkeit für Ihre Verhaltensprogramme.
2. Ändern Sie diese „Programme" bewusst: Ziehen Sie die Jacke mit der anderen Hand zuerst an, Putzen Sie die Zähne mit der anderen Hand, tragen Sie Ihre Uhr auf der anderen Hand, verschränken Sie die Arme andersherum als normal ...

Mit dieser Übung machen Sie einen Schritt in Richtung Flexibilität und Veränderungskompetenz und trainieren Ihre Wahrnehmung.

Resilienz durch Flexibilität

Wenn rund um uns alles schwankt, müssen wir beweglich bleiben. Folgende Analogie soll dies veranschaulichen: Jemand befindet sich bei hohem Seegang an Bord eines Schiffes. Das Schiff ist ständig in Bewegung und der Ozean verändert sich laufend. Um stehen zu bleiben und trotz der laufenden Veränderung des Schiffes in Balance bleiben zu können, darf man keinesfalls steif verharren, man würde sofort hinfallen.

Man muss flexibel und ständig beweglich sein, wie in der folgenden Abbildung dargestellt ist.

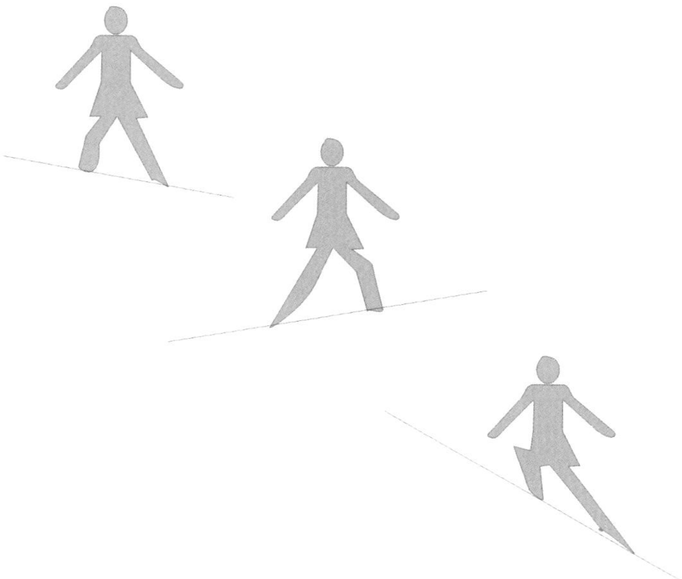

Abbildung 25: Balance bei hohem Seegang

Stabilität erreicht man in bewegten Zeiten nur durch Bewegung und Flexibilität und nicht durch Starre! Das Beharren auf dem, was immer war, erweckt zwar den Eindruck von Stabilität, es ist aber bestenfalls dann sinnvoll, wenn rundherum alles still ist. Bei Bewegung, bei stürmischer See, gilt das ganz sicher nicht. Man muss beweglich bleiben, dann erreicht man Stabilität – das ist das Geheimnis.

> „Wenn wir wollen, dass alles so bleibt, wie es ist,
> dann ist es nötig, dass sich alles verändert."
> (Giuseppe Tomasi di Lampedusa)

Bereitschaft zu Stabilität durch Bewegung ist die Basis, um bewegte Zeiten zu meistern.

Die Kunst, den Zufall zu nutzen

Bewegung bringt Veränderungen, woraus Zufälle entstehen, die nicht vorhergesehen werden konnten. Wir führten Untersuchungen durch und stellten fest, wie bedeutsam Flexibilität für den Erfolg von Unternehmern ist. Zudem zeigte sich ein völlig neuer Aspekt: Die innovativen Firmeninhaber sind Meister darin, in unsicheren Zeiten Zufälle zu nutzen. Das ist insofern neu, als es die klassische zielorientierte Vorgehensweise infrage stellt. Insbesondere in Krisenzeiten und in einer sich verändernden Welt erweist es sich als Stärke, die richtigen Zufälle zu nutzen, während die bloße Zielorientierung nur bedingt weiterhilft. Man kann keine Ziele definieren, wenn sich die Rahmenbedingungen laufend ändern und daher wird die gewohnte kausale Logik auf den Kopf gestellt. Unterstützung erhält dieses Ergebnis durch neueste Erkenntnisse aus den Vereinigten Staaten, in deren Rahmen der Begriff Effectuation geprägt wurde.

Effectuation

Effectuation – was ist das? Innovative Unternehmer und Gründer müssen oft unter Ungewissheit Entscheidungen treffen, die für sie existenzielle Bedeutung haben. In Krisenzeiten betrifft das alle: Sämtliche Firmen, aber auch alle Privatpersonen müssen ebenfalls unter Unsicherheit entscheiden.

Prinzipiell ist das zielorientierte Vorgehen richtig und wichtig, doch wie kann man Entscheidungen treffen, wenn die Zukunft ungewiss ist und zu viele Einflussfaktoren in einem dynamischen System Prognosen verhindern? Setzt man auf ein Pferd, glaubt man an eine gute Idee, so kann das verheerende Folgen haben, wenn diese Idee aufgrund einer unerwarteten Entwicklung ein Flop wird. Erfolgreiche Unternehmer handeln daher nach der Strategie, an „mehreren Stellen zu bohren". Sie bleiben offen und sind so in der Lage, auf Umweltströmungen zu reagieren und diese zu ihrem Vorteil zu nutzen.

Neben unzähligen Klein- und Mittelbetrieben, die hier Erfolgsgeschichten liefern, ist Nokia einer der prominentesten Verwandlungskünstler. Ursprünglich zur Papierproduktion gegründet, schafften es die innovativen Väter dieser erfolgreichen finnischen Firma, immer wieder flexibel auf Änderungen der Umwelt zu reagieren. So verlagerten sie den Schwerpunkt später auf die Gummiproduktion und als die Mobiltelefone aufkamen in den Bereich Telekommunikation – ein Wandel, der zum Erfolg führte.

Was diese Erkenntnisse für uns so nützlich macht, ist deren Übertragbarkeit auf das tägliche Leben, für das man diese Strategien im Kleinen übernimmt. Um Zufälle erfolgreich nutzen zu können, ist es nötig, intuitiv ganzheitlich zu denken. Bereits in den siebziger Jahren wusste man, dass gute Intuition die gleiche Erfolgsrate wie planmäßiges Vorgehen hat und Intuitionsseminare wurden entwickelt.

Heute fließt dieses Wissen in die meisten Persönlichkeitstrainings ein und die Creative Industries nutzen es, weil es dort großes Interesse daran gibt, zu lernen, wie man neue Ideen gekonnt aus dem Bauch heraus entwickeln kann.
Intuition ist Wissen, von dem wir nicht wissen, wieso wir es haben. Das ist auch nebensächlich. Hauptsache ist, die Intuition funktioniert. Wie kann man lernen, die Intuition zu sensibilisieren? Die folgende kurze Erklärung kann sicher keinen Besuch eines Intuitionstrainings oder eine intensive Beschäftigung mit der einschlägigen Literatur ersetzen. Aber ein kurzer Einblick wird Ihnen zeigen, dass die Vorgehensweise zum Erkennen der eigenen Intuition viel mit dem zu tun hat, was Sie bereits im Kapitel zur Steigerung der Wahrnehmungskompetenz erfahren konnten.
Zur Wahrnehmung der Intuition werden die Wahrnehmungskanäle auf eine spezifische Weise geöffnet. Man beginnt dabei, weniger kopflastig zu denken, mehr in sich hineinzufühlen und auf den Bauch zu hören. Menschen, die ihre Intuition verbessern wollen, vertrauen diesen Gefühlen meist nicht ausreichend, sondern wollen alles logisch begründen. Es geht darum, beides wahrzunehmen – intuitive Lichtblicke und analytische Schlussfolgerungen. Stellt man beide Aspekte gleichberechtigt nebeneinander, lernt man, die vielen Zufälle zu erkennen, die sich als Hilfe auftun. Das Wortspiel: So ein Zufall – es fällt mir zu, bekommt damit eine neue Bedeutung, denn es fällt uns vielleicht öfter etwas zu, als wir bisher wahrnehmen konnten.
Selbstverständlich ist das ein lebenslanger Lernprozess und es wäre vermessen, anzunehmen, nach einmaligem Lernen mit seiner Intuition immer richtig zu liegen. Doch Sie werden sehen, wie oft uns unsere Intuition den richtigen Weg weist. Ist man erst einmal wachsam, so kann man im Nachhinein meist sehr gut erkennen, ob es richtig war, dem Verstand zu trauen, oder ob es richtig war, der Intuition zu folgen. Wer bewusst erkennt, wann entweder die logische oder die intuitive Entscheidung besser gewesen wäre, beginnt wertvolle Erfahrungen hinsichtlich dessen aufzubauen, was zu tun ist, und den Mut zu entwickeln, auf seine Gefühle zu achten.

Komfortzonen verlassen, neue Horizonte erkennen

Jeder hat seine Komfortzone, dort, wo er sich auskennt und wo er sich wohlfühlt. Diese Komfortzone muss ständig überprüft und häufig sogar verlassen werden. Denn die Rahmenbedingungen und Situationen ändern sich, wodurch sich Komfortbereiche verschieben!

Die Komfortzone ist jener Bereich, innerhalb dessen man Orientierung hat, außerhalb davon fühlt man sich nicht wohl. Manche Menschen haben eine kleinere Komfortzone, andere eine größere. Zu den Aufgaben einer Führungskraft, eines Trainers oder Coachs zählt es, die Mitarbeiter oder Coachees aus ihrer Komfortzone zu locken. Warum? Die eigenen Einstellungen und die eigenen Sichtweisen entstehen im Gehirn. Hat man einmal einen Standpunkt gewonnen, so entstehen unbewusste Einfrierungsprozesse, die den Standpunkt fixieren. Solch festgefahrene Verhaltensmuster sind hilfreich, wenn sie positiv wirken, und nachteilig, wenn sie negativ wirken. Ein Verlassen der Komfortzone stellt diese Standpunkte infrage und eröffnet neue Möglichkeiten, um Nachteile zu erkennen und gegebenenfalls zu verringern und Vorteile auszubauen.
Das Überschreiten persönlicher Grenzen erweitert die Palette der persönlichen Strategien und vergrößert den Handlungsspielraum: ein Nutzen, der sich manchmal nicht unmittelbar zeigt, sondern erst, wenn man unerwartet vor neuen Herausforderungen steht. Wenn sich das Umfeld ändert, dann braucht ein Unternehmen Mitarbeiter, die flexibel sind und viele Handlungsalternativen besitzen. Da sich unsere Welt laufend ändert, braucht man das Know How von Menschen, die wissen, wie man außerhalb der Komfortzone agiert.

Routine ist der Feind jeder Veränderung, Neuerung oder Innovation. Um neue, vielversprechende Wege zu beschreiten, müssen Sie es wagen, Ihre Komfortzone zu verlassen. Die folgende Übung wird Ihnen dafür gute Anregungen geben.

Übung: Komfortzone verlassen

Wenn Sie das Verlassen von Komfortzonen verstärkt trainieren wollen, dann melden Sie sich für etwas an, das Sie sich bisher nicht zugetraut haben – einen Kletterkurs, einen Feuerlauf, einen Tandem-Fallschirmsprung – irgendetwas, das für Sie eine Überwindung darstellt. Fahren Sie im Vergnügungspark mit jener Attraktion, mit der Sie sich bisher nicht getraut hätten. Machen Sie etwas, bei dem das subjektive Gefahrengefühl groß und die objektive Gefahr gering ist. Suchen Sie sich keine zu großen Schritte, aber auch keine zu kleinen aus und Sie werden daran Spaß haben, Ihre Grenzen zu erweitern. Wachsen Sie an den Herausforderungen und entdecken Sie neue Horizonte!

Die eigene Zukunft gestalten

Man gestaltet seine Zukunft permanent. Manche tun dies sehr bewusst, andere lassen sich treiben. Ist man damit beschäftigt, einen Rückschlag zu verarbeiten, wird das Gestalten der Zukunft meist auf später verschoben. Zu Recht, denn im Moment hat man andere Sorgen und wichtigere Dinge zu tun. Dennoch war die Zukunft während der vorangegangenen Kapitel bereits mehrmals im Fokus, weil sie auch im Moment der Krise nicht ohne Bedeutung ist. Hat man die Krise überwunden und Resilienz aufgebaut, ist es an der Zeit, wieder verstärkt die eigene Zukunft zu gestalten und das Steuer zu übernehmen.

Motivation und innerer Antrieb

Wenn Sie die Planung Ihrer Zukunft einleiten, welchen inneren Antrieb haben Sie dann? Um die adäquate Energie zur Verfügung stellen zu können, ist es sinnvoll, die eigene Motivationsrichtung zu kennen. In den folgenden Abschnitten erfahren Sie, was Sie zur erfolgreichen Umsetzung Ihrer Zukunftspläne über Motivation wissen sollten.

Intrinsische Motivation

Für einen Erfolg versprechenden Start zu neuen Zielen ist die innere oder intrinsische Motivation entscheidend. Ein zusätzlicher Antrieb von außen kann verstärkend wirken – ohne inneres Wollen wäre er aber zu wenig. Man kann sich nur selbst optimal motivieren. Sollten Sie in die Lage kommen, jemanden motivieren zu müssen, können Sie ihn in erster Linie nur dahingehend unterstützen, dass er selbst den nötigen Antrieb aufbaut. Wichtig ist dies nicht nur in der Mitarbeiterführung und beim Coaching, sondern auch, wenn Sie einem guten Freund Energie geben wollen.

Man kann also niemanden motivieren, er muss sich selbst motivieren. Darin kann man ihn gezielt und positiv unterstützen. Andererseits lassen sich andere aber leicht demotivieren, daher ist Vorsicht vor zu vielen gut gemeinten Ratschlägen geboten, um nicht nachher die ironische Bemerkung zu hören, das Gegenteil von „gut“ sei „gut gemeint“. Entscheidend ist die grundlegende Bereitschaft, Hilfe zur Selbsthilfe zu geben.

Um nach einer Krise neue Erfolge aufzubauen, sollten Sie folgende Motivationsrichtungen kennen:

- Unzufriedenheits-Motivation
- Ergebnis-Motivation
- Zweifache Motivation

Unzufriedenheits-Motivation

Bei der Unzufriedenheits-Motivation steht das im Fokus, wovon man weg will – etwas, das Unzufriedenheit auslöst und wovon man sich entfernen möchte. Diese Form der Motivation hat den Vorteil, dass sie von hoher Energie getragen ist, weil sich meist schon Ärger aufgestaut hat. Andererseits hat sie den Nachteil, dass ein Vermeiden von Unangenehmem noch nicht automatisch zu Zufriedenheit führt. Herzberg nennt Motive, die Unzufriedenheit vermeiden, in Analogie zur Medizin Hygienefaktoren. Medizinische Hygiene hilft, gesundheitsschädigende Einflüsse der Umwelt fernzuhalten und Krankheiten zu vermeiden, ohne selbst Gesundheit aufzubauen.

Nach einer reinen Unzufriedenheits-Entscheidung fehlt das neue Ziel. Die Orientierungslosigkeit bleibt, wenn kein Ziel vorhanden ist. Kündigt jemand z. B. spontan, weil er schon länger mit seinem Job unzufrieden war, ist seine Handlung einseitig unzufriedenheitsmotiviert, da er vorher nicht überlegte, wo er hin will. Jetzt hat er keinen Job mehr und muss sich erst darüber klar werden, was er eigentlich will. Eine unangenehme Situation.

In einer Krise stellt die einseitige Unzufriedenheits-Orientierung eine große Gefahr dar, da der Betroffene zunächst nur bestrebt ist, von der Krisensituation wegzukommen. Wenn man nicht weiß, wo man hin will, kann es leicht passieren, dass die Flucht aus der Situation nicht zu neuen Höhen führt, sondern vielmehr in einer Ausweichhandlung endet. Daher ist es nach einer Krise sehr wichtig, sich bewusst zum gewünschten Ergebnis hin zu orientieren.

Ergebnis-Motivation

Bei der Ergebnis-Motivation steht das Ziel im Fokus. Der Ergebnis-Orientierte hat Träume und Ziele. Er will hin zu einem bestimmten Zustand und richtet alles darauf aus. Herzberg nennt Motive, die etwas Angenehmes versprechen, Motivatoren. Das ist sicher die vielversprechendere Variante, man kennt seine Ziele und weiß, wohin man will. Andererseits ist die Energie zumeist geringer als bei einer emotionalen

Unzufriedenheits-Reaktion. Daher besteht hier die Gefahr, dass jemand zwar weiß, wohin er will, aber nicht die nötige Energie aufbringt, um loszustarten.
Nach einer Krise, auf dem Weg in ein neues Leben, könnte der Betroffene in Träumen und Fantasien leben, anstatt Ziele zu verwirklichen. Am größten ist diese Gefahr, wenn man sich mit der Situation nach einem Rückschlag abfinden kann. Für den nötigen Kick kann eine „Prise“ Unzufriedenheit sorgen. Es zeigt sich, dass beide Formen der Motivation situationsspezifisch wichtig sind und in ihrer Kombination die wahre Stärke liegt.

Zweifache Motivation

Eine Kombination der beiden Motivationsformen ist der Idealfall: man hat genug Energie, um von der unangenehmen Situation wegzukommen, und ein klares Ziel, um zu wissen, wohin man steuern möchte. Es gibt den Kick, der einem aus der Vergangenheit katapultiert, und das Ziel, das die Richtung vorgibt.
Auf diese Weise kann man aus Krisen effizient lernen, Verbesserungen umzusetzen und neue Höhenflüge zu starten.

Lebensziele entwerfen

Es liegt in der Natur des Menschen, dass er weiß, wovon er wegstreben möchte. Somit haben Menschen die eine Hälfte der gerade beschriebenen zweifachen Motivation zumeist bereits zur Verfügung. Es fehlt nur noch die zweite Hälfte – das Ziel, das man anstrebt.

> "If you don't know where you are going, you will get somewhere else."
>
> (Lawrence Peter „Yogi" Berra)

Wie man sich Ziele setzt und wie man sie formuliert, haben Sie bereits in vorherigen Kapiteln erfahren. Zudem kennen Sie inzwischen Übungen, die darauf abzielen, Ziele wirkungsvoll aufzubauen. Dieser letzte Abschnitt wird sich nun mit den übergeordneten persönlichen Lebenszielen beschäftigen. All die bisher formulierten Kriterien, die erfüllt werden sollten, um Ziele erfolgreich zu verwirklichen, gelten selbstverständlich auch für die großen Lebensziele.

Die einzige Ausnahme bildet die Zeitdimension, denn Lebensvisionen erstrecken sich bis weit in die Zukunft. Daher spielt in diesem Zusammenhang eine Unterteilung in Teilziele (siehe Seite 166 ff.) eine große Rolle.

Welche Lebensziele haben Sie?

Manche Menschen, die man spontan nach ihren Lebenszielen fragt, haben damit Schwierigkeiten, die Frage zu beantworten. Nach einer Nachdenkphase kommen meist vage Formulierungen wie Glück, Zufriedenheit und Gesundheit. Nur, wie erreicht man Glück? Was führt zu Zufriedenheit und was kann man tun, um gesund zu leben?
Folgende Übung ist ein bewährtes Instrument zur Selbstreflexion aus Training und Coaching, durch das man viele Informationen über sein eigenes Lebensziel gewinnt:

Selbstreflexion: Lebensziel

Beantworten Sie folgende Fragen der Reihe nach. Schreiben Sie die Antworten auf, damit Sie Ihnen später zur Verfügung stehen und Sie die empfohlenen Folgeschritte durchführen können.

1. Stellen Sie sich vor, Sie haben den Jackpot geknackt und genug Geld gewonnen, um es anzulegen und gemütlich von den Zinsen leben zu können.

   Was würden Sie tun?

   Würden sie weiter arbeiten gehen oder etwas anderes tun?

   Nehmen Sie sich ruhig Zeit und lassen Sie Ihrer Fantasie und Ihren Gedanken beim Beantworten freien Lauf:

   Schauen Sie sich noch einmal an, was Sie tun würden und fragen Sie sich: Warum würde ich gerade das tun? Was erreicht man (noch), wenn man das macht? Welche Bedürfnisse stecken hinter dem, was ich erreichen will? Verbergen sich höhere Werte dahinter?

   Fragen Sie sich nun: Wie könnte ich die dahinter liegenden Bedürfnisse oder höheren Werte auch erreichen, ohne den Jackpot zu gewinnen?

2. Wenn Zeit keine Rolle spielen würde, was würden Sie dann in Ihrem Leben (noch) tun?

3. Wenn Sie allen Mut hätten, den Sie brauchen, was würden Sie dann wagen?

4. Wenn Sie keine negativen Folgen für sich oder andere zu befürchten hätten, was würden Sie dann einmal ausprobieren?

5. Welche Bedürfnisse oder höhere Werte stecken hinter Ihren Antworten in Punkt 2. bis 4.?

   Fragen Sie sich hier wieder: Wie könnte ich jene Bedürfnisse oder höheren Werte auch erreichen, ohne mehr Zeit oder mehr Mut zu haben?

6. Lassen Sie sich bitte nun kurz auf ein ungewöhnliches Gedankenexperiment ein und stellen Sie sich vor, Ihr Leben endet unerwartet – beantworten Sie folgende Fragen für sich:

   Hatte ich ein erfülltes Leben?

   Was hätte ich noch machen wollen?

   Glücklicherweise ist es ja nicht soweit! Sie haben in Ihrem Leben noch genug Zeit, Dinge anzugehen. Fragen Sie sich daher:

   Warum mache ich manches, was ich noch machen wollte, nicht und was hält mich am meisten davon ab, meine Träume zu verwirklichen?

   Was sollte ich in meinem Leben noch angehen?

   Wie wohl würde ich mich fühlen, wenn die wichtigen Punkte noch rechtzeitig starten würde?

7. Blicken Sie noch einmal auf alle Antworten und konzentrieren Sie sich nur auf die realistischen Ideen und fragen Sie sich:

   Was davon möchte ich in meinem Leben noch erreichen?

8. Denken Sie jetzt an Ihre Arbeit und fragen Sie sich (sofern Sie im erwerbstätigen Alter sind):

   Was möchte ich in drei Jahren beruflich erreicht haben?

9. Wenn Sie Ihre Persönlichkeit in drei Jahren betrachten, was wollen Sie bis dahin erreicht haben?

10. Daraus abgeleitete kurzfristige Ziele (kleiner als ein halbes Jahr):

11. Daraus abgeleitete längerfristige Ziele (größer als ein halbes Jahr):

12. Was können Sie bereits auf dem Weg dorthin?
    im Bereich Persönlichkeit, Kommunikation, Verhalten:

    im Bereich Arbeitstechniken/Fachwissen/Sprachen:

13. Was muss ich noch lernen oder verbessern?
    im Bereich Persönlichkeit, Kommunikation, Verhalten:

    im Bereich Arbeitstechniken/Fachwissen/Sprachen:

14. Daraus abgeleitete konkrete erste Schritte (Zeit neu organisieren, Bücher lesen, Seminare besuchen ...):

Balance im Leben

In den letzten Jahren boomte das Thema Work-Life-Balance in Büchern und Seminaren. Anstatt von einer Balance zwischen Arbeit und Leben wird im vorliegenden Buch bewusst von einer Life-Balance gesprochen. Warum? Die Bezeichnung Work-Life-Balance ist nicht glücklich gewählt: Sie impliziert, dass es eine Balance zwischen Arbeit und Leben gibt, so als ob die Arbeit nicht Teil des Lebens wäre. Man könnte sich

also eine Waage vorstellen, mit der Arbeit und auf der einen und dem Leben auf der anderen Seite. Das würde bedeuten, dass die Arbeit das Gegengewicht zum Leben und nicht ein Teil des Lebens ist.
Wenn wir uns vergegenwärtigen, was wir bereits über mentale Botschaften erfahren haben, liegt es auf der Hand, dass Work-Life-Balance keine Formulierung ist, die unsere positive Einstellung fördert, denn sie grenzt die Arbeit aus dem Leben aus. Dabei kann ein erfüllter Job ein sehr wichtiger Teil unseres Lebens sein, schließlich verbringen wir sehr viel Zeit damit. Aus diesem Grund ist es wesentlich sinnvoller, von Life-Balance beziehungsweise Balance des Lebens zu sprechen.
Wie kommt es zu der großen Nachfrage nach diesem Thema? Die Mitarbeiter vieler Unternehmen sind aus der Balance geraten und sehnen sich wieder nach innerer Ausgeglichenheit, da die Globalisierung und die Wirtschaftskrise dazu geführt haben, dass die Unternehmen bei den Mitarbeitern den Sparstift ansetzen. Weniger Menschen müssen nun einen größeren Arbeitsumfang bei gleichzeitig noch besserer Qualität und besserem Kundenservice bewältigen – ein Spagat, den viele Mitarbeiter hautnah zu spüren bekommen. Dabei bleiben andere Qualitäten wie Menschlichkeit, Wärme, Sicherheit oder Zusammengehörigkeit auf der Strecke, obwohl genau diese Dinge für eine gesunde Balance wichtig wären.

Ist Ihr Leben in Balance?

Um festzustellen, ob Ihr Leben in Balance ist, nehmen Sie bitte nochmals die Notizen zu Ihren Zielen und Lebenszielen zur Hand, die Sie vorher definiert haben. Fassen Sie diese kurz zusammen, damit sie für die danach folgende Selbstanalyse zur Verfügung stehen.

Meine (Lebens-)Ziele für die nächsten drei Jahre:

-

-

-

-

Life-Balance

Bevor Sie Ihre Ziele für eine Selbstreflexion verwenden, sollten Sie das Life Balance Modell kennen. Vier Felder spielen bei der Balance des Lebens eine Rolle: berufliches Feld, Feld der Sozialkontakte, körperliches Feld und gedankliches Feld. Das berufliche Feld und das der Sozialkontakte lassen sich als äußere Balance zusammenfassen, da jeder Mensch hier ein Gleichgewicht mit seiner Umwelt finden muss. Demgegenüber steht die innere Balance. Hier muss jeder Mensch seine Mitte zwischen körperlichem und gedanklichem Feld finden.

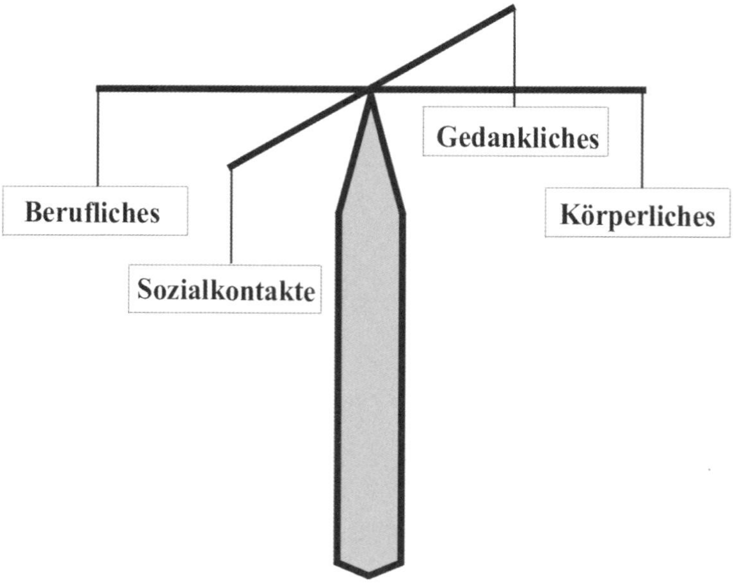

Abbildung 26: Balance des Lebens

Das Gleichgewicht des Lebens ist die gelungene Balance zwischen diesen vier Feldern. Man kann sich ein Mobile vorstellen, an dem diese vier Bereiche angebracht sind. Bewegt sich eine Seite, beeinflusst das auch alle anderen Seiten des Mobiles.

In welchen Bereichen ist Ihr Leben nicht in Balance? Wie können Sie ins Gleichgewicht kommen? Um diese Fragen zu beantworten, empfehlen wir Ihnen, sich mit dem Arbeitsblatt auf der folgenden Seite zu beschäftigen.

Praxis-Arbeitsblatt: Lebensbalance

Betrachten Sie die folgenden vier Felder und fragen Sie sich: Was ist mir in jedem der Felder wichtig?

Wenn Sie Lust haben, markieren Sie, was Ihnen wichtig ist, oder schreiben Sie dazu, was Ihnen darüber hinaus ein Anliegen ist:

Lebensbalance	
Äußere	**Balance**
Berufliches: Arbeit, Berufung, Geldverdienen ... Anerkennung, Leistung, Einkommen, finanzieller Wohlstand ...	**Sozialkontakte:** Partner, Freunde, Familie, Sport- und Vereinskollegen ... Wertschätzung, Nähe, Wärme, Spaß, Gespräche, Gefühle, Harmonie ...
Innere	**Balance**
Körperliches: Gesundheit, Bewegung, Ernährung, Sport, Entspannung, Sexualität ... Wohlbefinden, Genießen, Aktivität, Herausforderungen ...	**Gedankliches:** Denken, Ziel, Mentales, Konzentration, Analyse ... Sinn, Glück, positiv Denken ...

Verteilen Sie nun bitte hundert Prozent so auf die vier Felder, dass widergespiegelt wird, welche Gewichtung die einzelnen Quadranten im eigenen Leben haben. Wenn beispielsweise ein Feld mehr Energie und Zeit benötigt, eines weniger und die beiden anderen ausgeglichen sind, könnte die Verteilung 40 – 10 – 25 – 25 aussehen.

25 Prozent in jedem Quadranten wäre völliges Gleichgewicht – anhand der Abweichung davon lässt sich leicht erkennen, was man verändern sollte, damit Balance im Leben entsteht.

Fragen Sie sich nun:
Welches Feld möchte ich ab sofort verstärken/welches abschwächen und was möchte ich gleichlassen?

Betrachten Sie nun nochmals Ihre (Lebens-)Ziele, die Sie vorher zusammengefasst haben. Fragen Sie sich danach:

- Habe ich in allen vier Feldern Ziele?
- Unterstützen die Ziele mein Gleichgewicht im Leben oder führen Sie weg davon?
- Welche Bereiche muss ich fördern und welche Ziele muss ich hinzufügen, damit mein Leben in Balance kommt?

Herausforderungen annehmen und Erfolge ansteuern

Ist die Krise verarbeitet, der Betroffene mental gestärkt, sich seiner Lebensziele bewusst und voll Energie, so beginnt er ganz von selbst, neue Herausforderungen anzunehmen und mit neuen Leistungen zu neuen Höhenflügen anzusetzen. Bei jeder Leistungserbringung ist der richtige Einsatz der Energie wichtig, und das will gelernt sein.

Energie für neue Erfolge

Wenn es um energieeffizienten Umgang mit Leistung geht, lohnt sich ein Blick auf Wirtschaft und Sport. Der Amerikaner James Loehr, der viele Jahre erfolgreich Spitzensportler trainierte und dieses Wissen in die Wirtschaft trug, hat dazu eine interessante Untersuchung durchgeführt. Er befragte erfolgreiche Sportler regelmäßig über ihre Einstellungen und protokollierte ihre tatsächlichen Leistungen. Basierend darauf unterscheidet Loehr folgende Zustände:

A. Hohe Energie:

- A.1. Positive hohe Energie: Freude und Begeisterung
- A.2. Negative hohe Energie: Druck und Angst

B. Geringe Energie:

- B.1. Positive geringe Energie: Gelassenheit und Heiterkeit
- B.2. Negative geringe Energie: Langeweile und Lustlosigkeit

Von fünfzig Spitzenleistungen, die er untersuchte, wurden ausnahmslos alle im Zustand der hohen positiven Energie mit Freude und Begeisterung erreicht. Spätere Auswertungen von Maximalleistungen in sieben verschiedenen Sportarten zeigen das gleiche Ergebnis:

- Positive hohe Energie: Freude und Begeisterung führt zu hundert Prozent des maximal möglichen Leistungspotenzials!
- Negative hohe Energie: Druck und Angst führt nur zu sechzig Prozent des maximal möglichen Leistungspotenzials.

Fazit: Leistung erfordert Energie. Negative Energie ist besser als gar keine – der sprichwörtliche „Tritt in den Hintern“ ist besser als gar nichts. Die beste Leistung mit hoher negativer Energie lag allerdings nur bei sechzig Prozent des vorhandenen Potenzials, bewegte sich also nur bei etwas über der Hälfte des tatsächlich Erreichbaren.

Eine durch Freude und Begeisterung gekennzeichnete hohe positive Energie ist der erstrebenswerte Zustand auf dem Weg zu neuen Erfolgen – nur er ermöglicht es, hundert Prozent des vorhandenen Potenzials abzurufen. Für die ebenfalls wichtigen Phasen der Regeneration und Entspannung empfiehlt sich die positive geringe Energie mit Heiterkeit und Gelassenheit.
Steuert man seine Energie in diese Richtung, wird man in allen Lebenslagen Vorteile daraus ziehen. Positive hohe Energie für neue Herausforderungen und Erfolge und positive niedere Energie zum besseren Krafttanken, da wir nicht dauernd Leistungen bringen können.

Im Flow zu neuen Erfolgen

Von der positiven hohen Energie ist der Schritt in den „Flow“ nicht weit. Wer sich im Flow befindet, erlebt Glück, während er eine Leistung erbringt. Mihaly Csikszentmihalyi hat das Flow-Phänomen weltweit bekannt gemacht und mit seinen Forschungen bewiesen, dass die Wirkung des Flows messbar ist. Flow ist ein „im Fluss sein“, ein Einssein mit sich und seiner Umwelt, ein Zustand entspannter Konzentration. Flow führt zu Höchstleistungen. Man verspürt Kontrolle und es bleibt keine Zeit für unwichtige Gedanken. Die Tätigkeit im Flow ist herausfordernd, steht zugleich aber im Einklang mit den eigenen Fähigkeiten. Die Wahrnehmung der Zeit verändert sich, während man sich im Flow befindet. Eine Aktivität, die Flow herbeiführt, ist so lohnend, dass man bereit ist, sie um ihr Selbst willen auszuführen.

Flow existiert in vielen Bereichen des Lebens:

- Der Büroangestellte ist im Flow, wenn die Zeit schnell vergeht und er dabei sehr gute Arbeit leistet, während er das Gefühl hat: „es geht voran“,
- der Manager ist im Flow, wenn er scheinbar mühelos und spielerisch den Tag gestaltet,
- der Fließbandarbeiter ist im Flow, wenn er eins mit seiner Tätigkeit ist und dabei in einen tranceähnlichen Zustand kommt,
- der Sportler ist im Flow, wenn er entspannt konzentriert zu seiner Höchstform aufläuft und
- der Musiker braucht den Flow, um eins zu sein mit sich und seinem Instrument.

Flow macht froh und fast nebenbei, quasi als Zusatzprodukt, ist Flow die Voraussetzung für persönliche Höchstleistungen. Flow vereint

Glück mit hohem Output. Diese positive hohe Energie ist Garant für ein Leistungsmaximum und Glücksgefühl in allen Lebensbereichen.

Beste Leistung und Glücksgefühle

Ein angenehmes Gefühl und hohe Leistung – wie geht das? Flow bedeutet die optimale Balance zwischen Unterforderung und Überforderung. Er ist die Herausforderung, die wir alle brauchen – der Bereich zwischen zu wenig und zuviel, die goldene Mitte zwischen Langeweile und dem Zuviel. Die folgende Abbildung zeigt diesen Zusammenhang von Herausforderung, Flow und maximaler Leistung.

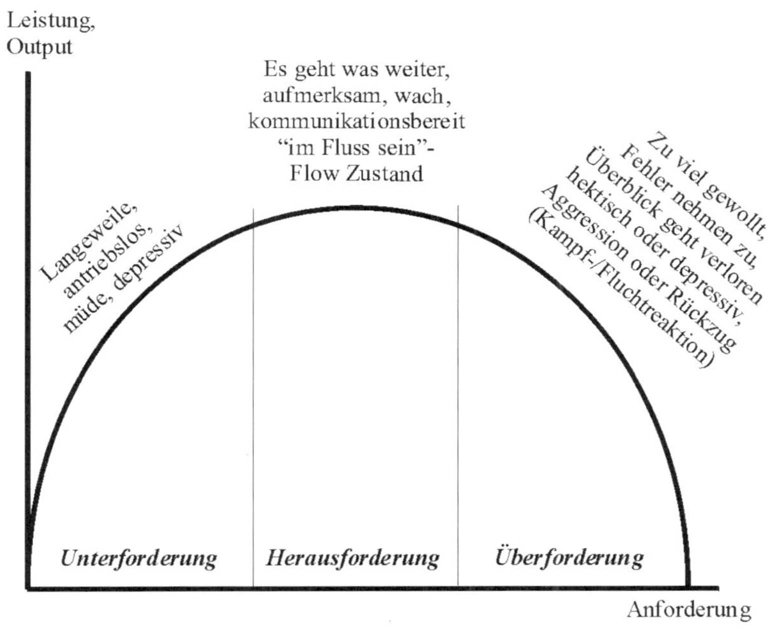

Abbildung 27: Flow als Herausforderung zwischen Unter- und Überforderung

Die gute Nachricht: Wir streben von selbst in den Bereich der Herausforderung und sind somit automatisch auf Flow programmiert. Weder in der Unter- noch in der Überforderung fühlen wir uns wohl. Sind wir unterfordert, ist es langweilig, und das kann dramatische Ausmaße annehmen, wie man von Langzeitarbeitslosen weiß. Im Bereich der Überforderung erleben wir negativen Stress, ein Zuviel an Forderungen. Menschen im Arbeitsleben wissen davon heute genug zu erzählen.

Fördern durch fordern

Weder Langeweile noch hoher negativer Stress sind angenehm. Sein natürliches Streben in den Flow führt den Menschen aber dazu, sich selbst zu fördern, indem er sich laufend fordert. Wenn sich jemand stetig selbst fordert, pendelt er zwischen Unterforderung und Überforderung, und dies führt zu persönlicher Weiterentwicklung. Man erlernt neue Fertigkeiten und höhere Anforderungen werden erreichbar, wie in folgender Abbildung zu sehen ist.

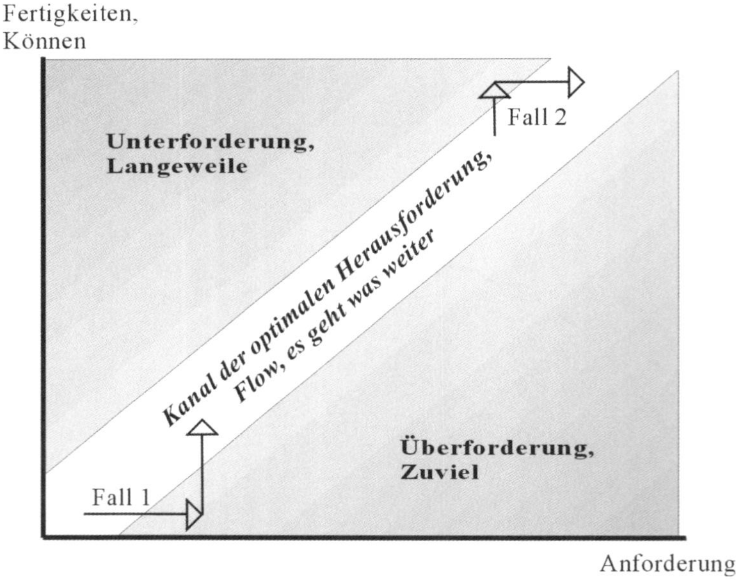

Abbildung 28: Weiterentwicklung im Flow

Lernen im Kanal der optimalen Herausforderung lässt sich sehr einfach anhand des folgenden Beispiels erklären: Miriam und Natalia spielen Beachvolleyball. Als Team spielen sie schon erfolgreich in Amateurbewerben mit. Am Anfang ihrer Karriere befanden sie sich in der Grafik links unten. Sie konnten noch nicht viel, ihre Fertigkeiten waren ausbaufähig. Bald spürten sie, was Überforderung bedeutet: Sie spielten in einem Match gegen ein viel stärkeres Team, waren damit überfordert und verloren. Fall 1 auf der Abbildung stellt diese Situation dar. Sie konnten mit der Niederlage umgehen und analysierten, was sie verbessern mussten. Da sie ihren Komfortbereich verlassen hatten, konnten sie aus der Erfahrung, die sie in der Überforderung machten, lernen.

Ein Verlassen der Komfortzone erweitert eigene Grenzen und begünstigt persönliche Entwicklung.

Nach eingehendem Training der so erkannten Verbesserungspotenziale gelangten sie wieder in den Bereich des Flow-Kanals und spielten nun auf höherem Niveau. Ihr Können hatte sich verbessert.

Von der Krise in den Flow

Das Verlassen der vertrauten Bahnen ist nicht leicht, da es unbequem und nicht komfortabel ist. Im Laufe der persönlichen Entwicklung ist es wichtig, immer wieder in den Bereich der Überforderung zu kommen und etliche Niederlagen zu erleben.

Miriam und Natalia, die beiden Sportlerinnen aus dem vorherigen Beispiel, hatten den nötigen Kampfgeist und Eifer und konnten sich daher gut weiterentwickeln. Sie trainierten weiter, lernten dazu und arbeiteten sich im Kanal der optimalen Herausforderung langsam nach rechts oben. Mittlerweile gehören sie zu den Besten ihrer Gruppe. Wenn sie nun auf schwächere Teams treffen, geschieht das, was in Abbildung 28 als Fall 2 dargestellt ist: Sie sind unterfordert und vermissen die Herausforderung. Das motiviert sie, in den Flow zurückzukehren, diesmal von der anderen Seite ausgehend. Sie setzen sich neue, höhere Ziele und suchen die Herausforderung gegen bessere Gegner.

Fall 1 und Fall 2 treten dabei in jeder Phase des Lernens wiederholt auf. Tendenziell wird jemand mit geringem Können schneller Überforderung erleben und jemand mit hohen Fertigkeiten wird sich häufiger langweilen.

Es ist wichtig, sich immer auf Neues einzulassen, um die eigenen Grenzen zu erweitern. Neben den Glauben an sich selbst ist das zur Förderung der persönlichen Entwicklung wesentlich. Entwicklung hat immer damit zu tun, den eigenen Komfortbereich zu verlassen, so unbequem das auch sein mag. Jeder Rückschlag, der als Herausforderung erkannt und angenommen wird, führt zu Wachstum.

Die beiden Grafiken 27 und 28 verdeutlichen, warum ein Verweilen im Alltäglichen, in Routine und Bekanntem, keinen Flow auslöst. Trägheit und Faulheit verhindern, Herausforderungen zu suchen und anzunehmen. Zieht sich das über einen längeren Zeitraum, führt das zu einer tiefen Unzufriedenheit, ähnlich derjenigen, die bei permanenter Überforderung eintritt.

> Krisen sind die Schlaglöcher am Weg zum Erfolg.
> Überleben hat mit Sicherheit, Freude hat mit Erfolg zu tun.

Gelingt dieser Lernprozess aus Rückschlägen, so steht einem langfristigen Wachstum nichts im Weg. Ein Auf und Ab wird es weiterhin geben, aber insgesamt wird sich ein Aufwärtstrend etablieren, bei dem aus jeder Krise etwas gewonnen und dazugelernt wird. Dieser andauernde Prozess, Höhen und Tiefen in sein Leben zu integrieren und laufend daraus das Beste zu machen, ist gelungene persönliche Entwicklung.

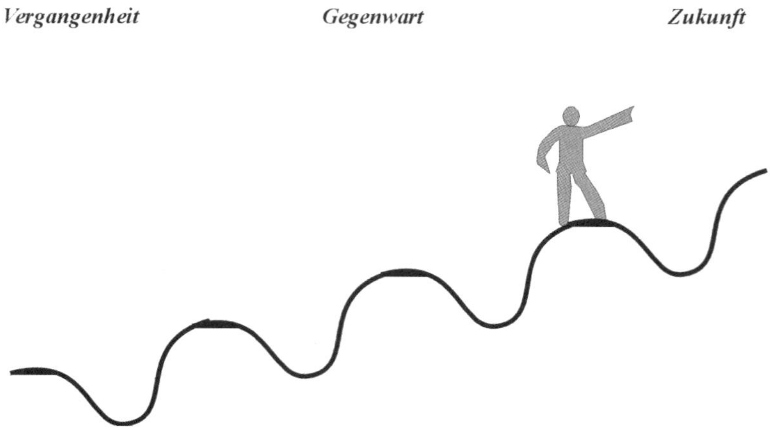

Abbildung 29: Langfristig erfolgreich durch Rückschläge

Glück als Ziel im Leben

Lernen im Flow, Arbeit im Flow, Freizeit im Flow – ein Leben im Flow. Im Flow zu sein, ist eine Form von Glück und somit ein durchaus erstrebenswertes übergeordnetes Lebensziel nach einer Krise. Es gibt viele Wege, dieses Glück im Flow zu erreichen, und jeder von uns kann frei entscheiden, mit welchen Tätigkeiten und welchen Inhalten er sein Leben bereichert.

Flow in der Arbeit

Man kann praktisch in jeder Tätigkeit aufgehen und sich im Flow befinden, ein Arbeiter der Müllabfuhr kann dies genauso wie ein Künstler, ein Tischler genauso wie ein Politiker, ein Angestellter genauso wie sein Vorgesetzter. Die Flow-Forschung zeigt, dass der Unterschied zwischen den verschiedenen Berufsgruppen sehr gering ist. Im Durchschnitt erleben circa 50 Prozent der Menschen im Arbeitsleben Flow. Angestellte liegen ein Prozent darüber, Arbeiter drei Prozent darunter – ein marginaler Unterschied. Der beste Job bietet keine Garantie für Glück, und es hängt stärker von der Person als von der Art der Arbeit ab, ob Flow erreicht wird. Einzig Manager erleben zu 64 Prozent Flow in der Arbeit und liegen damit 14 Prozent über dem Durchschnitt. Andererseits weist die Statistik auch eine beträchtliche Anzahl hochbezahlter Manager aus, die kein Glück empfanden und ihrem Leben ein Ende setzten, obwohl sie in der Öffentlichkeit als „Erfolgsbeispiele" galten.

Flow in der Freizeit

Die Mehrheit der Menschen glaubt, sie erlebt das meiste Flow-Glück in der Freizeit. Doch die Messungen der Flow-Forschung zeigten, dass Flow in der Freizeit weit weniger stattfindet als in der Arbeit. Arbeiter haben in der Freizeit rund zwanzig Prozent Flow, Angestellte sechzehn Prozent und Manager bilden mit nur fünfzehn Prozent Flow in der Freizeit das Schlusslicht. Der kleine Vorsprung, den Manager im Bereich Arbeit haben, gleicht sich somit in der Freizeit wieder aus.

Diese Ergebnisse der Flow-Forschung bestätigen, was viele wahrscheinlich bereits beobachtet und vermutet haben: Es gibt in den unterschiedlichsten Berufsgruppen Menschen, die ein zutiefst glückliches Leben führen

Wieso aber ist es in der Freizeit schwerer, Flow zu erleben, als in der Arbeit? Was zunächst paradox erscheint, wird nachvollziehbar, wenn man weiß, wodurch Flow gefördert wird:

Flow-Förderer

- Basis und Grundvorrausetzung jeglicher Leistung im Flow sind die drei Säulen: gesunde Bewegung, gesunde Ernährung, gesundes Denken. Will man Glück im Flow erleben, muss man auf den eigenen Körper achten.
- Die Herausforderung zwischen Über- und Unterforderung. Im Flow nähert man sich der Grenze seines Könnens und befindet sich in einem Leistungshoch. Man ist der Aufgabe gewachsen und erlebt Kontrolle. Dazu ist es wichtig, Druck durch Fehlerängste abzubauen und Flexibilität zuzulassen. Man muss aus Fehlern und Rückschlägen lernen und Chancen erkennen.
- Klare und realistische Ziele sowie wohldosierte Teilziele.
- Eindeutige unmittelbare Rückmeldungen und das Einholen von Feedback.

- Ein System von Regeln, innerhalb derer die Leistung erbracht wird.
- Entspannte Konzentration mit fokussierter Wahrnehmung im Hier und Jetzt. Alle Gedanken sind auf die Tätigkeit gerichtet. Im Flow selbst fließt die Konzentration selbstständig wie die Atmung. Das Zeitgefühl verändert sich und die Zeit scheint zu verfliegen. Die Einstellung „Let it happen“ und das Vertrauen in die eigenen Fähigkeiten führen dazu, dass man völlig in der Tätigkeit aufgeht.
- Positive (= verneinungsfreie) und konkrete Botschaften nach innen und außen. Selbstbotschaften und innere Erfolgsstrategien kennen und anwenden – Unterlassen von Demotivieren.
- Proaktiv Selbstverantwortung übernehmen: Sich für sich verantwortlich fühlen und selbst gesetzte Grenzen (laufend) hinterfragen. Selbst über eigenen Zeiteinsatz bestimmen. Proaktiv mit mehr Spaß durch Leistungsphasen und durchs Leben gehen.
- Balance nach Leistungsphasen durch gezieltes Krafttanken.

Wenn man sich die Liste der Flow-Förderer ansieht, lässt sich die oben gestellte Frage erklären: Man erkennt, dass hier einige Punkte aufgeführt sind, die in einem gut organisierten Arbeitsumfeld automatisch vorhanden sind, die in der Freizeit aber erst organisiert werden müssen. Diese Punkte sind in der folgenden Aufzählung fett gedruckt:

- Gesunde Bewegung, gesunde Ernährung, gesundes Denken
- **Herausforderung**
- **Ziele**
- **Rückmeldungen**
- **Regeln**
- Entspannte Konzentration
- Positiv
- Proaktiv
- Kraft tanken

In der Freizeit muss man zunächst aus der Trägheit des Alltags ausbrechen, sich Herausforderungen suchen, Ziele setzen, Rückmeldungen einholen und Regeln festlegen, während das in der Arbeit bereits existiert. Das ist der Grund, warum Flow in der Freizeit erst organisiert werden muss und daher durchschnittlich seltener erlebt wird als im Arbeitsleben.

Das folgende Arbeitsblatt wird Ihnen zeigen, wie Sie Flow in Ihrem Leben fördern können.

Praxis-Arbeitsblatt: Flow fördern

Betrachten Sie noch einmal alle Punkte, die Flow fördern. Markieren Sie drei Punkte, die bei Ihnen gut ausgeprägt sind, und drei Punkte, an denen Sie noch arbeiten werden.

- Gesunde Bewegung
- Gesunde Ernährung
- Gesundes Denken
- Herausforderung
- Ziele
- Rückmeldungen
- Regeln
- Entspannte Konzentration
- Positiv
- Proaktiv
- Kraft tanken

Führen Sie die Bereiche, die Sie bereits gut machen, in gleicher Weise fort und achten Sie darauf, die Punkte, die Sie verbessern wollen, Schritt für Schritt positiver zu gestalten.

> Flow verlangt Vertrauen, Loslassen und entspannte Konzentration. Arbeiten Sie nicht gegen Schwächen, sondern für Stärken, Lernen und Weiterentwicklung.

Leben Sie im Hier und Jetzt

Glück erreicht man, indem man sich auf die Gegenwart konzentriert und in einer Sache aufgeht. Wenn Sie essen, seien Sie ganz beim Essen, wenn Sie die Steuererklärung machen, seien Sie ganz bei der Sache und wenn Sie Liebe machen, lassen Sie sich fallen und genießen Sie, was die Worte „to fall in love" ausdrücken. Andere Gedanken sollen nicht verhindern, das Glück der momentanen Situation zu erleben. Konzentration ist eine Fähigkeit, die das Herstellen von Flow erleichtert – und das Gute ist, man kann Konzentration trainieren. Vielleicht tun Sie das ja bereits, denn alle Rätsel, Sudokus, Wortspiele und verschiedene Gesellschaftsspiele wie Memory sind das perfekte Training Ihrer Konzentration.

Hier eine Übung, die Sie zur Konzentrationsverbesserung machen können.

Übung: Entspannte Konzentration

Zählen Sie gedanklich von 30 bis Null mit folgender Zusatzaufgabe. Ausatmen: 30 - 29 - 28; Einatmen: Eine Zahl hochzählen 28 - 29, dann beim Ausatmen weiterzählen 29 - 28 - 27 und so weiter, bis Sie Null erreicht haben.

Wenn Sie vom Zählen abkommen, fangen Sie wieder bei 30 an. Sehen Sie das nicht als Strafe, sondern seien Sie stolz, Ihre inneren Störer erkannt zu haben und die Übung bis zum Ende zu durchzuhalten.

Zwischendurch kann es sein, dass sich innere Störbotschaften melden, z. B. „Wozu mache ich diesen Blödsinn?" So können Sie Ihre Konzentration testen und schnell erkennen, wann diese gestört wird. Sie trainieren, bei Ablenkungen sofort das Kommando zu übernehmen und drehen den Spieß um - ich konzentriere mich jetzt! Durch das Zusammenspiel mit der Atmung, führt diese Übung übrigens zu entspannter Konzentration - genau jene Form der Konzentration, die Flow fördert und nach Krisen ungemein hilfreich ist.

Die Konzentration auf positive Gefühle kann viel erreichen. Lenken Sie Ihre Aufmerksamkeit und profitieren Sie jeden Tag von folgendem kleinen Ritual:

Übung: Abschließendes Glücksritual

Lenken Sie Ihre Wahrnehmung in Zukunft bewusst auf die positiven Seiten im Leben und spüren Sie mehr Glück.

Fragen Sie sich jeden Tag beim Schlafengehen:

- Worüber habe ich mich heute gefreut?
- Was ist mir gelungen, was möchte ich noch verbessern?
- Worauf freue ich mich morgen?
- Wie werde ich morgen mit einem Lächeln durchs Leben gehen?

Die beste Wirkung erzielen Sie, wenn Sie das Fragen mit tiefem Ein- und Ausatmen kombinieren! Dies führt zu Ruhe, Ausgeglichenheit, Balance und einem guten Schlaf.

Verwendete und weiterführende Literatur

Armstrong, Lance; Jenkins, Sally: Jede Sekunde zählt, Bertelsmann, München 2004

Armstrong, Lance; Jenkins, Sally: Tour des Lebens, Bastei Lübbe, Bergisch Gladbach 2002

Bilinski, Wolfgang: Rhetorik – Das Trainingsbuch. Sicher und überzeugend auftreten, Haufe, Planegg bei München 2006

Burisch, Matthias: Das Burnout-Syndrom: Theorie der inneren Erschöpfung, Springer, Berlin 2009

Conner, Daryl: Managing At The Speed Of Change, Villard Books, New York 1995

Coué, Emil: Die Selbstbemeisterung durch bewusste Autosuggestion, Schwabe Verlag, Basel 2005

Csikszentmihalyi, Mihaly: Flow, das Geheimnis des Glücks, Klett-Cotta/J. G. Cotta'sche Buchhandlung Nachfolger, Stuttgart 1992

De Shazer, Steve: Wege der erfolgreichen Kurztherapie, Klett-Cotta/ J. G. Cotta'sche Buchhandlung Nachfolger, Stuttgart 2010

Herbert Grönemeyer im Interview der Siemens Academy of Life, 2004, zu finden unter: https://www.cee.siemens.com/web/at/de/corporate/aol/veranstaltungen/2004/Pages/herbert_groenemeyer.aspx

Kübler-Ross, Elisabeth: Dem Leben neu vertrauen: Den Sinn des Trauerns durch fünf Stadien des Verlusts finden, Kreuz Verlag, Freiburg 2009

Lauda, Niki: Meine Story, Orac, Wien 1985

Loehr, James: Mentally Tough: The Principles of Winning at Sports Applied to Winning in Business, M. Evans& Co Inc., New York 1994

Maier, Hermann; Okresek, Knut: Das Rennen meines Lebens, Ullstein, Berlin 2005

Seligman, Martin: Pessimisten küsst man nicht, Knaur Taschenbuch Verlag, München 1991

Stahl, Thies: Triffst du ´nen Frosch unterwegs, Junfermann, Paderborn 1988

Ullrich, Rüdiger; Ullrich, Rita: Einüben von Selbstvertrauen und sozialer Kompetenz – Leben Lernen, Pfeiffer, München 2003

von Rosenstiel, Lutz: Grundlagen der Organisationspsychologie, Schäffer-Poeschel, Stuttgart 2003

Werner, Emmy; Smith, Ruth: Journeys from Childhood to Midlife. Risk, Resilience and Recovery, Cornell University Press, Ithaca and London 2001

Stichwortverzeichnis